汇集中华医学精华　居家保健必备奇书

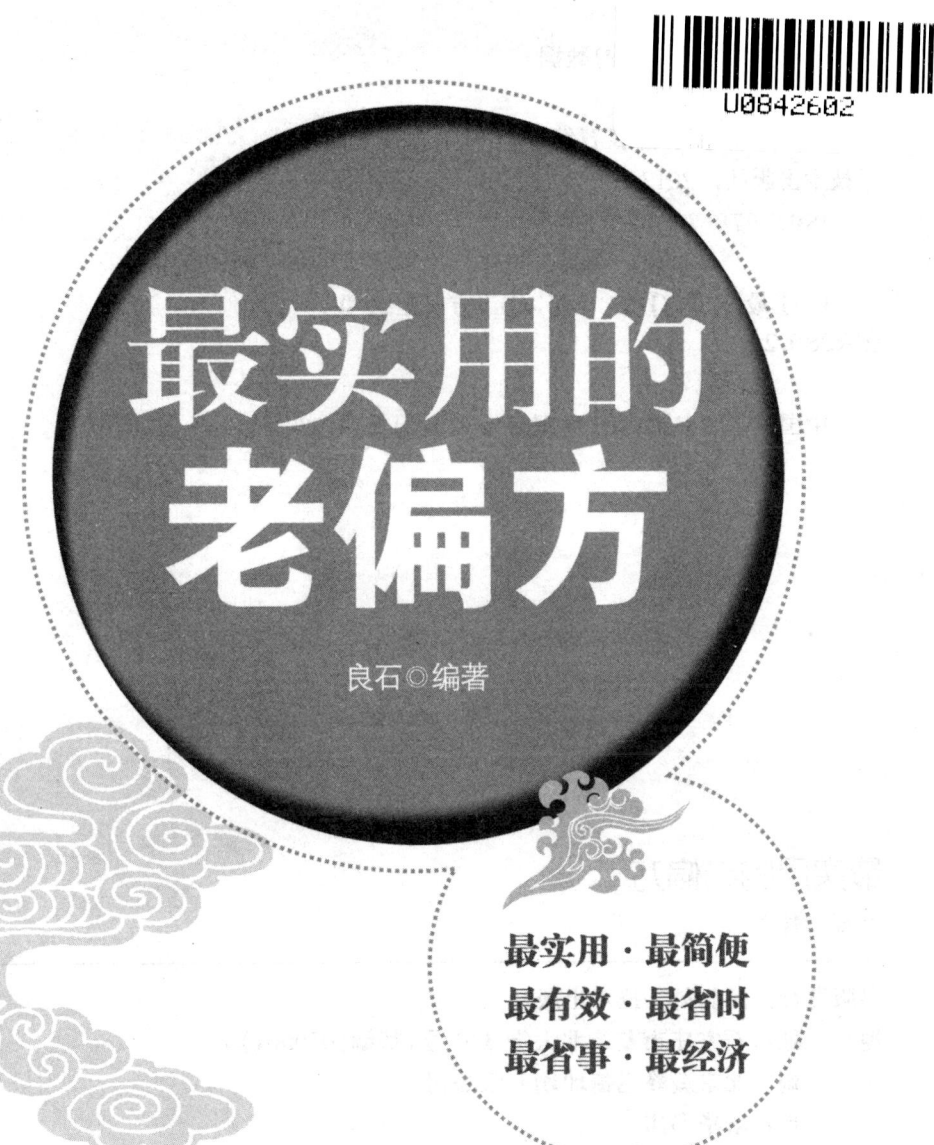

最实用的老偏方

良石◎编著

最实用·最简便
最有效·最省时
最省事·最经济

河北出版传媒集团
河北科学技术出版社

图书在版编目(CIP)数据

最实用的老偏方/良石编著. —— 石家庄：河北科学技术出版社，2012.8
ISBN 978-7-5375-5375-9

Ⅰ.①最… Ⅱ.①良… Ⅲ.①土方－汇编 Ⅳ.①R289.2

中国版本图书馆CIP数据核字(2012)第197229号

最实用的老偏方
良石　编著

出版发行：	河北科学技术出版社
地　　址：	石家庄市友谊北大街330号（邮编：050061）
印　　刷：	北京毅峰迅捷印刷有限公司
经　　销：	新华书店
开　　本：	787×1092　1/16
印　　张：	20.75
字　　数：	280千字
印　　次：	2012年10月第1版
	2012年10月第1次印刷
定　　价：	32.80元

现在，很多人都感觉"就医难，用药贵"，这是一个让我们无奈的现实。那么，对于我们普通老百姓来说，有没有一种简便、省钱且易行的方法治病保健呢？答案是肯定的，那就是选用经过验证的民间老偏方。

我国的中医药学博大精深，至今已流传几千年，由此给我们后人留下了许许多多神奇实用的老偏方。这些在民间一直流传的偏方不但简单易行，疗效显著，而且方便实用，能够让普通老百姓花小钱治大病，有时不花分文也能治好疑难杂症，行西医所不能行之事。

本书汇集了古今上千种有效的偏方、秘方，很多偏方经过多次验证，效果奇佳。作者经过精挑细选，整理出这套对大众健康极有帮助的偏方大全。本书从普通人的视角出发，以疾病发生在人体的不同部位为线索，以患者口述治病经历加偏方集锦的模式来介绍治疗各种疾病的实用老偏方。本书所选材料务求做到老百姓常见常用，方法简单易操作，可应用于日常生活和保健。

这本书汇集中华医学民间智慧精华，是您健康生活的必备之书。您拥有了本书，一定会百病不愁，健康长寿！

编　者

目录

第一篇　身体主要部位常见病实用老偏方

第一章　心脏病老偏方

1. 海带松可治冠心病 //004
2. 长命包子防治冠心病 //005
3. 蜂蜜首乌丹参汤治冠心病 //006
4. 适量饮酒可预防冠心病 //006
5. 香蕉茶防治冠心病 //007
6. 水蛭九香虫等治冠心病 //008
7. 党参黄芪等治冠心病 //008
8. 安神补心汤（丸）//009
9. 玫瑰花烤羊心补心安神 //010

第二章　肝脏病老偏方

1. 三草煎剂治疗急性病毒性肝炎 //012
2. 泥鳅治疗急慢性肝炎 //012
3. 白丁香治黄疸 //013
4. 益肾清解汤治慢性乙型肝炎 //014
5. 甜瓜蒂保肝退黄治肝炎 //015
6. 鲫鱼红小豆治肝硬化腹水 //015
7. 葱白外用治肝腹水 //016
8. 西瓜疗法治多种腹水 //017
9. 猪胆绿豆丸治肝硬化腹水 //018
10. 甲鱼炖大蒜治疗肝硬化腹水 //019
11. 芫菁子治黄疸型肝炎 //020
12. 猪肝珍珠草汤防治肝炎 //020

第三章　肺脏病老偏方

1. 吸蒜气治疗肺结核 //022
2. 百合蜜治结核病 //022
3. 羊苦胆方促结核灶钙化 //023
4. 玉米须冰糖治肺结核之咳血 //023
5. 四汁丸治肺痨 //024
6. 蒲公英等治矽肺 //025

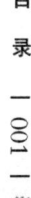

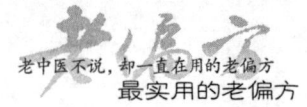

7. 扶本抗痨汤（丸）治疗肺结核 //025
8. 猪肝白芨粉治肺结核 //027
9. 蛋壳蛋黄治浸润型肺结核 //027
10. 鳗鲡大蒜治肺结核 //027
11. 南瓜藤汤治肺结核病 //028
12. 云母膏治肺痈 //029
13. 腊八蒜治肺痈 //029
14. 猪肺萝卜汤清热补肺 //030
15. 石上柏桔梗治矽肺 //031
16. 萝卜三汁治矽肺 //031

第四章　肾脏病老偏方

1. 消风散治疗急性肾炎 //034
2. 加味黄芪粥治肾炎 //034
3. 二白汤治肾炎 //035
4. 五白汤治疗急慢性肾炎及肾病综合征 //036
5. 复方地肤子汤治疗急性肾炎 //037
6. 白茅根益母草等治肾炎 //037
7. 蜈蚣鸡蛋为主综合治疗慢性肾炎 //038
8. 宣肺利水治肾炎 //039
9. 茯苓四物汤治疗慢性肾炎 //040

第五章　胃病老偏方

1. 白砂糖水治中虚脘痛 //044
2. 土豆粥治胃脘隐痛不适 //044
3. 炖猪肚治胃脘隐痛 //045
4. 洋白菜粥治胃脘拘急痛 //046
5. 山楂丸开胃助消化 //046
6. 枣树皮红糖汤汁治肠胃炎 //047
7. 牛肉砂仁汤健脾开胃 //048
8. 梅连平胃汤治胃肠炎 //048
9. 番薯藤治急性肠胃炎 //049
10. 羊肉秫米粥开胃健脾 //050
11. 龙眼核治急性胃肠炎 //051
12. 西洋参等治胃下垂 //051
13. 黄芪首乌治胃下垂 //052
14. 清胃散治胃及十二指肠溃疡 //053
15. 煨猪肚温中和胃治溃疡 //054
16. 洋白菜汁治胃溃疡疼痛 //055

第六章　肠道病老偏方

1. 黑芝麻治便秘 //058
2. 香蕉蘸黑芝麻治大便秘结 //058
3. 生花生仁治便秘 //059
4. 升润法治疗虚证便秘 //060
5. 益气润肠治习惯性便秘 //061
6. 大蒜头治腹泻不止 //062
7. 苹果汤润肠胃 //062
8. 橘枣饮治消化不良 //063

9. 秫米枣丸治腹痛腹泻 //064

10. 烤馒头治胃酸腹泻 //065

11. 焦米粥宜脾胃止泄泻 //065

12. 山药大枣粥治慢性腹泻 //066

13. 莱菔山楂粥治急性腹泻 //067

14. 野鸡肉馅馄饨治泄泻 //067

15. 炮姜粥治腹泻 //068

16. 焦黄米糕消宿食止腹泻 //069

17. 野菊花灌汤剂治肠炎 //069

18. 归芍莱菔汤治肠道疾病 //070

19. 苦参液灌肠治慢性结肠炎 //071

第七章　鼻科病老偏方

1. 黄柏方疗鼻窦炎 //074

2. 辛夷花散塞鼻治鼻窦炎 //074

3. 丝瓜藤消炎通络 //075

4. 蜂房治急性鼻窦炎 //076

5. 辛夷苍耳白芷治鼻窦炎 //076

6. 外用蒜液治鼻炎 //077

7. 苍耳油方治鼻炎 //077

8. 生姜苏叶葱白治慢性鼻炎 //078

9. 祛风宣肺汤治鼻炎 //079

10. 葱须蔓荆子疏风通窍治鼻炎 //079

11. 桂枝白芍治过敏性鼻炎 //080

12. 杏仁苏叶治过敏性鼻炎 //081

第八章　眼病老偏方

1. 硼砂冰片祛淤明目 //084

2. 蒲公英治流行性结膜炎 //084

3. 当归尾赤芍治过敏性结膜炎 //085

4. 大黄公英车前子治结膜炎目赤红肿 //086

5. 谷精草决明子治沙眼 //086

6. 灯心草祛湿明目 //087

7. 车前子黄连治沙眼干涩隐痛 //087

8. 胆矾白矾瓦松治沙眼涩痛 //088

9. 生熟地治老年性白内障 //089

10. 石决明治老年性白内障 //089

11. 人参白术茯苓治老年性白内障 //090

12. 黄精珍珠母治白内障 //091

第九章　耳病老偏方

1. 核桃肉补肾益精治耳鸣 //094

2. 丝瓜络银珠治化脓性中耳炎 //094

3. 蛇蜕方治中耳炎 //095

4. 硼砂川黄连治化脓性中耳炎 //096

5. 橘树叶治中耳炎 //096

6. 露蜂房枯矾方祛湿解毒 //097

7. 夏枯草治急性化脓性中耳炎 //097

8. 蜗牛方治中耳炎 //098

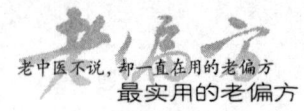

9. 轻粉大黄治急性化脓性中耳炎 //099
10. 耳疳散治慢性化脓性中耳炎 //099
11. 冰连散治疗化脓性中耳炎 //100
12. 生地冰片治中耳炎 //101

第十章　口腔疾病老偏方

1. 过路黄治牙痛 //104
2. 蜂房鸡蛋治牙痛 //104
3. 万年青治龋齿牙痛 //105
4. 骨碎补玄参治肾虚型牙痛 //105
5. 独头蒜煨熟治风虫牙痛 //106
6. 韭菜根花椒治龋齿痛 //107
7. 夏枯草桑根治牙龈红肿 //107
8. 固齿散治疗牙周炎 //108
9. 引火散风汤治疗牙痛 //108
10. 生熟地治牙痛 //110

第十一章　皮肤病老偏方

1. 紫丹饮治痤疮 //112
2. 丹紫黄白汤治痤疮 //113
3. 蟾蜍汤治荨麻疹 //114
4. 艾叶酒治荨麻疹 //114
5. 大蒜治金钱癣症 //115
6. 三叶甘草液治皮肤溃疡 //116
7. 豆腐皮治瘙痒 //116
8. 醋蒜治神经性皮炎 //117
9. 大黄芒硝冰片治皮肤病 //117
10. 猪胆汁治脂溢性皮炎 //118
11. 四黄液治皮肤感染 //119
12. 润肤止痒液 //119
13. 祛风止痒汤治皮肤瘙痒 //120
14. 蛇床子散治皮肤瘙痒 //121
15. 十全大补汤加味治荨麻疹 //122
16. 程氏秘方治荨麻疹 //123
17. 黄芪桂枝汤治荨麻疹 //123

第十二章　骨骼疾病老偏方

1. 葛根白芍等治颈椎病 //126
2. 全当归细辛等治颈椎病 //126
3. 桂枝加葛根汤治疗颈椎病 //127
4. 葛根丹参等治颈椎病 //128
5. 全蝎蜈蚣等治颈椎病 //129
6. 外用胫骨止痛酒治骨质增生症 //130
7. 川芎末醋调外敷治骨质增生 //131
8. 威灵仙穿山甲等治骨质增生 //132
9. 威灵苁蓉汤（丸）治足跟骨质增生及老年骨关节炎疼痛 //132

10. 身痛逐淤汤加味治坐骨神经痛 //133
11. 乳香粉治坐骨神经痛 //134
12. 杜仲等治坐骨神经痛 //135
13. 鸡血藤等治坐骨神经痛 //135
14. 猪肉炖沙参治风湿痛 //136
15. 醋熏法治疗关节炎 //137
16. 乌梢蛇甘草等治颈椎病 //138
17. 壁虎散治骨质增生 //138

第十三章　外科疾病老偏方

1. 米醋治外科炎症 //142
2. 蒲公英糊剂治蛇头疔 //142
3. 豆蛋糊疗痈疽 //143
4. 五倍子治疖肿 //144
5. 土鳖川芎治软组织损伤 //144
6. 栀黄酒治软组织损伤 //145
7. 少林发散法治疗软组织损伤 //146
8. 三六九软膏治疗软组织损伤 //147
9. 活血止痛膏治软组织损伤 //148
10. 生栀子石膏治软组织损伤 //148
11. 茜草根大黄土鳖虫治软组织损伤 //149
12. 大黄姜等治跌打损伤 //149
13. 川乌草乌等治跌打损伤 //150
14. 土鳖虫血竭三七治软组织损伤 //151
15. 消肿止痛膏治软组织损伤 //151
16. 消淤止痛膏治软组织损伤 //152
17. 猪蹄甲治烧烫伤 //153
18. 鲜牛奶治灼伤 //154
19. 外用蘑菇粉治烫烧伤 //154

第二篇　不同人群的实用老偏方

第一章　养护中老年人的老偏方

1. 花椒蛋治高血压 //158
2. 醋浸花生米治高血压、降血脂 //158
3. 玉米须煎饮治高血压、降血脂 //159
4. 金银菊花汤治高血压 //160
5. 向日葵叶汤降血压 //160
6. 泽泻混合并用汤治高血压 //161
7. 肉桂吴茱萸等外敷治高血压 //162
8. 鲜西红柿治高血压 //163
9. 中药敷贴涌泉穴治疗高血压 //163
10. 松花蛋淡菜粥用治高血压 //164
11. 龙胆硫黄粉治高血压 //165
12. 猪脑炖枸杞补虚治高血压 //165
13. 西瓜皮草决明汤降血压 //166
14. 菊槐绿茶饮治高血压 //167

15. 白矾治痰厥和高血压 //167

16. 拌菠菜海蜇解头痛面赤 //168

17. 滋肾蓉精丸治疗肾虚型糖尿病 //169

18. 萝卜汁治轻、中型糖尿病 //170

19. 黑木耳扁豆治糖尿病 //171

20. 冷水茶治糖尿病 //171

21. 煮玉米粒治糖尿病 //172

22. 常食南瓜治糖尿病 //173

23. 双耳汤软血管降血脂 //173

24. 黑芝麻桑葚糊降低血脂 //174

25. 海带绿豆汤常饮降血脂 //175

26. 消脂丸治疗高脂血症 //175

27. 冬青子治高脂血症 //176

28. 常食猕猴桃防癌降血脂 //177

29. 首乌泽泻汤治高脂血症 //178

30. 甲鱼骨髓汤治肾虚 //178

31. 五香驴肉补气血安心神 //179

32. 淡菜泡酒改善人体血液循环 //179

33. 兔肉煨山药补益脾胃 //180

34. 香菜熘肥肠补虚止血 //181

35. 南烛饭仙家养身之法 //181

36. 红烧甲鱼滋阴益气 //182

37. 桃仁酱爆鸡益精血壮筋骨 //183

38. 炙羊心治心气惊悸郁结不乐 //184

39. 返老还童茶延年益寿 //184

第二章 强壮男性的老偏方

1. 肝胆丸治阳痿 //188

2. 当归牛尾汤治阳痿 //188

3. 白羊肾羹填精髓 //189

4. 锁阳鸡治男子早泄 //190

5. 肾鞭汤治见色流精 //191

6. 五倍子治早泄 //191

7. 知柏三子汤（丸）治早泄 //192

8. 炸麻雀治早泄 //193

9. 川红丹参汤治睾丸痛 //193

10. 生姜治睾丸痛 //194

11. 淫羊藿蛇床子等治不射精 //195

12. 双补固精丸治遗精 //195

13. 龙骨粥固精止遗 //196

14. 加减七子散治男性不育症 //197

15. 冬蛤生精饮治无精子症 //198

16. 补肾填精方治不育症 //199

17. 参芪大黄等治尿频症 //200

第三章 滋养女性的老偏方

1. 养血调经膏治月经不调 //202

2. 葵花盘止崩漏 //202

3. 牡丹甜糕治月经不调 //203

4. 荔枝香附行气止痛 //204

5. 丝瓜络艾叶治痛经 //205
6. 红糖山楂鲜姜散止痛 //205
7. 向日葵子治痛经 //206
8. 柴胡白芍治痛经 //206
9. 活血止痛汤（丸）治痛经 //207
10. 小茴香治疗各型痛经 //208
11. 辣椒根方治功血 //209
12. 芹菜大戟治痛经 //209
13. 荔枝茴香苏木酒散寒止痛经 //210
14. 刺梨根治疗寒证痛经 //211
15. 野油菜治闭经 //211
16. 桑葚红花治闭经 //212
17. 闭经疏养汤治疗功能性闭经 //213
18. 墨鱼猪肉补虚止带 //214
19. 向日葵梗或根荷叶治带下 //215
20. 荞麦粉蛋清治带下病 //215
21. 六神丸外用治滴虫性阴道炎 //216
22. 三黄粉治阴道炎 //217
23. 鬼针草洗剂治疗阴道炎 //218
24. 柳叶粉等治外阴湿疹 //219
25. 地锦草等治外阴湿疹 //220
26. 芒硝治倒经 //220
27. 珍珠母液治倒经 //221
28. 蒲氏老年血崩汤治疗阴道出血 //222
29. 川黄柏等治宫颈糜烂 //223
30. 鱼腥草油膏治宫颈糜烂 //223
31. 泥鳅土豆外敷治乳痈 //224
32. 何首乌等治女性更年期综合征 //225
33. 白芍等治女性更年期综合征 //225

第四章　呵护儿童的老偏方

1. 加味杏苏散治小儿风寒感冒 //228
2. 葱豉泥治小儿风寒感冒 //228
3. 薷膏汤治疗小儿夏季高热 //229
4. 葛根汤治小儿发热 //230
5. 大柴胡汤治疗小儿高热 //231
6. 外敷方治肺炎 //231
7. 新医散治小儿肺炎 //232
8. 加味升麻葛根汤治疗小儿病毒性肺炎 //233
9. 绵茵陈板蓝根等治小儿肝炎 //234
10. 马兰车前草等治小儿肝炎 //235
11. 白蔹等治小儿细菌性痢疾 //236
12. 外敷药治小儿泄泻 //236
13. 止泻敷脐散治小儿腹泻 //237
14. 茴香肉桂散敷脐治婴幼儿腹泻 //238
15. 白鲜皮等治小儿湿疹 //239
16. 丹参等治小儿湿疹 //240
17. 半乌白汤治疗婴儿湿疹 //240
18. 小米治尿布疹 //241
19. 大或小飞扬治婴儿湿疹 //242
20. 斐氏方治疗婴儿黄疸 //242
21. 昙花茶治婴幼儿哮痰症 //244

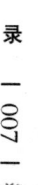

22. 理痰汤治疗婴幼儿哮痰症 //244
23. 陈醋大蒜糊治流行性腮腺炎（痄腮）//245
24. 痄腮散治痄腮 //246
25. 腮腺炎膏治痄腮 //247
26. 地龙白糖浸液治腮腺炎 //247
27. 萸杖散治腮腺炎 //248
28. 红黄白膏治痄腮 //249
29. 黄瓜霜治扁桃体炎 //250
30. 柴胡注射液治疗痄腮 //250
31. 红小豆蛋清治痄腮 //251
32. 荸荠预防麻疹并发症 //252
33. 活鸡敷胸解毒透疹 //253
34. 芝麻秆糯米粥治荨麻疹 //253
35. 核桃梨汁治百日咳 //254
36. 牛胆汁治百日咳 //255
37. 大戟芫花等治百日咳 //255
38. 白芥子面粉治小儿支气管炎 //256
39. 鹅梨汤治小儿哮喘性支气管炎 //257
40. 桂枝加龙骨牡蛎汤治疗小儿支气管哮喘 //258
41. 桃花散治支气管炎 //259
42. 疳积散外敷内关穴治疗小儿疳积 //259
43. 吴茱萸椒矾散治小儿厌食 //260
44. 怀山药等治小儿厌食 //261
45. 皂荚治厌食 //262
46. 鸡内金芡实等治厌食症 //262
47. 健脾开胃散治疗小儿厌食症 //263
48. 五香姜醋鱼治厌食症 //264
49. 栀杏膏治小儿厌食 //265
50. 消化膏治小儿厌食 //266
51. 菟丝子等治佝偻病 //267
52. 虾皮蛋羹预防小儿佝偻病 //268
53. 陈皮丁香等治佝偻病 //268
54. 龙骨粉治佝偻病 //269
55. 草决明炒扁豆等治小儿脾虚 //270
56. 党参黄芪等治重症小儿营养不良 //270
57. 知母黄柏粉治婴幼儿绿便 //271
58. 外敷方治小儿疝气 //272
59. 填脐丁香散治小儿疝气 //272
60. 疝气汤治小儿疝气 //273
61. 脱肛外治方 //274

第五章　女性美容养颜老偏方

1. 冬瓜祛斑美容 //276
2. 红小豆花可消除雀斑 //276
3. 黑砂糖增白祛斑 //277
4. 消石灰外敷治黑斑 //278
5. 四白香绿粉治黑斑 //279
6. 鲜姜汁涂液消炎祛狐臭 //279
7. 莲藕方驻颜轻身 //280
8. 容颜不老方 //281

9. 核桃大豆汤永葆面部红润 //281
10. 核桃绿皮染发方 //282
11. 乌发丸治少年白发 //283
12. 南烛膏黑发驻颜 //284
13. 饭前水果减肥法 //284
14. 生地黄生黄芪等可减肥 //285
15. 大腹皮冬瓜皮等减肥 //286
16. 松树皮丸美容香身 //287
17. 浓茶漱口爽口洁齿 //287
18. 香草浴液香身爽体 //288
19. 杏仁蛋清美面消斑 //289
20. 可口乌梅方消黑痣 //289
21. 牛奶和橄榄油拯救脆弱皮肤 //290
22. 米糠助皮肤恢复光泽 //291
23. 晒后皮肤,柠檬来帮忙 //292
24. 病后皮肤活力的恢复 //293

第六章　孕产妇的老偏方

1. 消瘕散治子宫外孕 //296
2. 宫外孕外敷方 //297
3. 固肾保孕汤治疗先兆流产 //297
4. 摄护胎元饮治疗习惯性流产 //298
5. 母鸡黄米粥治习惯性流产 //300
6. 玉米嫩衣治习惯性流产 //300
7. 专保小产膏保胎 //301
8. 安胎膏治习惯性流产 //301
9. 安奠二天汤加味治疗习惯性流产 //302
10. 谷子汤治产后感冒发烧 //303
11. 蚕豆壳治产后风 //304
12. 胎盘鳖肉治恶露不净 //304
13. 梨汁人乳治产后小便不通 //305
14. 鲫鱼治产后臂痛抽搐 //306
15. 山药汤治产后大喘大汗 //306
16. 生黄芪等治产后便秘 //307
17. 补血汤加味治疗产后便秘 //307
18. 醋熏治产妇血晕 //308
19. 催产膏催产 //309
20. 乌梅等催产 //309
21. 猪肉汤催生保胎 //310
22. 糯米稻草汤临产催生 //311
23. 大麻子催产方 //311
24. 黑芝麻僵蚕等治缺乳 //312
25. 红小豆治缺乳 //312
26. 生麦芽回乳 //313
27. 神曲蒲公英回乳 //314
28. 狗头散治不孕症 //314
29. 调经种子汤治不孕 //315
30. 嗣子汤治疗不孕症 //316
31. 通任种子汤加味治阻塞性不孕 //316
32. 逐瘀疏通方治输卵管阻塞致不孕症 //317
33. 当苏散治胎位不正 //318

第一篇

身体主要部位常见病实用老偏方

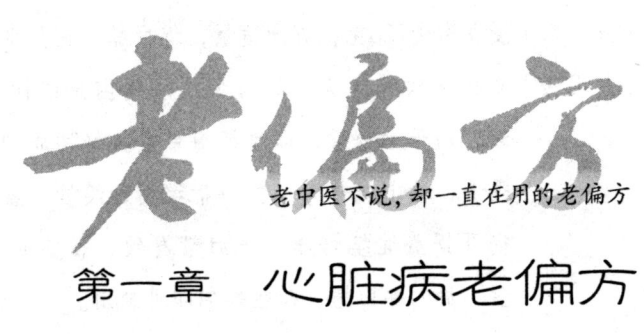

第一章　心脏病老偏方

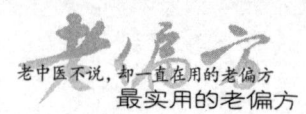

1 海带松可治冠心病

史某某，男，56岁，身体偏胖，常年患高血压、高脂血症、冠心病，他经常发生心绞痛，一直用治疗冠心病的西药，没有多少作用，在医学杂志上发现海带松治冠心病的方子，服用半年，去医院检查以上病症均消失。

[方　剂] 浸发海带200克，香油适量，绵白糖、精盐少许。

[制用法] 先将浸软泡发洗净的海带放入锅内煮透捞出，再用清水洗去黏液，沥干水分后，即可把海带摆叠好切成细丝。然后在锅内放入香油，油七成热时，把海带丝稍加煸炒，盖上锅盖，略经油炸，揭开锅盖继续焙炸。当海带发硬、松脆时，便捞出沥去余油入盘，加入绵白糖、精盐拌匀即可食用。

[功　效] 软坚化痰，利水泄热。对于预防高脂血症、高血压、冠心病、血管硬化等均有一定的作用。

贴心提示

（1）海带别名昆布、江白菜，生长在海底的岩石上，形状像带子，含有大量的碘质，中医入药时叫昆布，被称为"碱性食物之冠"，海带是一种营养价值很高的蔬菜。

（2）常食海带，对冠心病有辅助疗效。海带中含有大量的碘，有防止脂质在动脉壁沉着的作用，能使人体血管内胆固醇含量显著下降。海带中含有大量的多不饱和脂肪酸EPA，能使血液的黏度降低，减少血管硬化。因此，常吃海带能够预防心血管方面的疾病。

（3）需要注意的是，海带性寒，脾胃虚寒者忌食。甲亢患者不要吃海带。孕妇、乳母不宜吃过多海带。

2 长命包子防治冠心病

王大妈，50岁，患有冠心病多年，一直治疗无效，经《老年杂志》介绍长命包子一方，该方多次试用，效果理想，王大妈说值得推广。

[方　剂] 马齿苋、韭菜各等份，葱、姜、猪油、酱油、盐、鸡蛋、食用油、味精各适量。

[制用法] 将马齿苋、韭菜分别洗净，阴干2小时，切碎末。将鸡蛋炒熟弄碎。然后将马齿苋、韭菜、鸡蛋拌在一起，加上精盐、酱油、食用油、味精、葱、姜末为馅，和面制成包子，放在笼里蒸熟食用。

[功　效] 清热祛湿，凉血解毒。可防治老年人的冠心病，常吃能使人延年益寿，故有"长命包子"之美称。

贴心提示

（1）马齿苋为马齿苋科一年生草本植物。该种为药食两用植物，全草供药用。韭菜有一个很响亮的名字叫"壮阳草"，还叫草钟乳、起阳草、长生草，又称扁菜。

（2）马齿苋中含有丰富的脂肪酸，能使血液黏度下降，促使血管扩张，可以预防血小板聚集、冠状动脉痉挛和血栓形成，从而起到防治心脏病的作用。韭菜具健胃、提神、止汗固涩、补肾助阳、固精等功效。

（3）孕妇，尤其是有习惯性流产者，应禁止食用马齿苋，马齿苋有堕胎的功能。便秘者可以多吃韭菜，能润肠通便。但是腹泻者注意，如果吃多的话，有加重的可能。

③ 蜂蜜首乌丹参汤治冠心病

王某某，男，66岁，患有冠心病多年，经朋友介绍一个偏方蜂蜜首乌丹参汤，后来常服用此方，冠心病痊愈。

［方　剂］蜂蜜25克，首乌、丹参各25克。

［制用法］先将2味中药水煎去渣取汁，再调入蜂蜜拌匀，每日1剂。

［功　效］益气补气，强心安神。治冠状动脉粥样硬化性心脏病。

贴心提示

（1）蜂蜜是一种天然食品，味道甜蜜，对妇、幼特别是老人更具有良好保健作用。蜂蜜对某些慢性病还有一定的疗效。常服蜂蜜对于心脏病、高血压等都有良好的辅助医疗作用。

（2）中药何首乌直接切片入药为生首乌，用黑豆煮汁拌蒸后晒干入药为制首乌。首乌具有降血脂与抗动脉粥样硬化的作用。

（3）糖尿病患者要少食用蜂蜜，孕妇慎用丹参。

④ 适量饮酒可预防冠心病

黄某某，男，76岁，黄先生一直有一个好习惯，那就是平时喝一点葡萄酒和白兰地，这个习惯他坚持了很多年，黄先生周围有很多同龄人，他们的心脏都不太好，但是黄先生却一直没有发现冠心病。

［方　剂］葡萄酒或白兰地（以低度酒为限）。

［制用法］每天用餐时适量酌饮。

［功　效］预防冠心病。

贴心提示

（1）葡萄酒是用新鲜的葡萄或葡萄汁经发酵酿成的酒精饮料，葡萄酒是具有多种营养成分的高级饮料。白兰地是以水果为原料，经发酵、蒸馏制成的酒，是一种高雅、庄重的美酒。

（2）国外媒介对适量饮用低度酒，预防冠心病的经验时有报道。应当指出，所谓"适量酌饮"，是根据不同人的不同体质和病情而决定饮用量。有的人不宜饮酒，如伴有高血压、心动过速等冠心病患者。

5 香蕉茶防治冠心病

李某某，男，73岁，常年服用此方，身体强健，无高血压、冠心病等病史。

[方　剂] 香蕉50克，蜂蜜少许。

[制用法] 香蕉去皮研碎，加入等量的茶水中，加蜂蜜调匀当茶饮。

[功　效] 降压，润燥，滑肠。用治冠心病、高血压、动脉硬化及便秘等。

贴心提示

（1）香蕉是淀粉质丰富的有益水果，而从中医学角度去分析，香蕉味甘性寒，可清热润肠，促进肠胃蠕动。

（2）蜂蜜能改善血液的成分，促进心脑和血管功能，因此经常服用对于心血管患者很有好处。食用蜂蜜能迅速补充体力，消除疲劳，增强对疾病的抵抗力。每日服蜂蜜2~3次，每次2～3匙，有营养心肌、保护肝脏、降血压、防止血管硬化的效果。

（3）因为香蕉性寒，体质偏于虚寒者，最好避之。例如，胃寒（口淡胃胀）、虚寒（泄泻、易晕）、肾炎（也属虚寒）、怀孕期脚肿者，最好不要生吃香蕉。

6 水蛭九香虫等治冠心病

用此药治疗冠心病患者100例,其中对冠心病患者的心绞痛、胸闷、气短等症状的缓解,有效率为94%;对冠心病合并有高血压的36例患者,有30例血压降至正常范围;血胆固醇增高的14例患者中,有11例降至正常;对改善心电图的有效率为55%。对素有胃病者,服用本方后每感胃脘不适、肠鸣,或轻度腹泻。100例患者中有1例出现过敏性皮疹。在停药后即自行消退。

[方　剂]水蛭、九香虫、䗪虫各3克,郁金9克,茵陈30克。

[制用法]本方为1日的剂量。将上药经水煎去渣浓缩成膏,加入适量的赋形药制成片剂,每片0.5克(相当于生药2克)。每次服4～8片,每日3次。

贴心提示

(1)水蛭,我们又叫它蚂蟥,在内陆淡水水域内生长繁殖,是我国传统的特种药用水生动物,其干制品炮制后中医入药,具有治疗中风、高血压、闭经、跌打损伤、清淤等功效。近年新发现水蛭制剂在防治心脑血管疾病和抗癌方面具有特效。

(2)九香虫又叫屁巴虫,含有九香虫油,一经炒熟之后,即是一种香美可口、祛病延年的药用美食,因此,它赢得了"九香虫"的美称。但是要注意的是阴虚阳亢者慎服。

7 党参黄芪等治冠心病

用此方治疗冠心病患者85例,经用药1～2个疗程后,显效者53例,有效者32例。

[方　　剂]党参20克，黄芪30克，川芎、枸杞子、制何首乌、牡丹皮各15克，丹参25克，炒白术、茯苓、淫羊藿、桂枝各10克，全当归20克，炙甘草8克。

[制用法]将上药水煎，每日1剂，分1~2次口服，20日为1个疗程。

> **贴心提示**

（1）党参为中医常用的传统补益药，古代以山西上党地区出产的党参为上品，具有补中益气、健脾益肺之功效。现代研究发现，党参含多种糖类、酚类、甾醇、挥发油、黄芩素葡萄糖甙、皂甙及微量生物碱，具有增强免疫力、扩张血管、降压、改善微循环、增强造血功能等作用。

（2）黄芪的药用迄今已有2000多年的历史，现代研究发现，黄芪含皂甙、蔗糖、多糖、多种氨基酸、叶酸及硒、锌、铜等多种微量元素。有增强机体免疫功能、保肝、利尿、抗衰老、抗应激、降压和较广泛的抗菌作用。

（3）党参不宜与藜芦同用。服用黄芪时要注意表实邪盛、气滞湿阻、食积停滞、痈疽初起或溃后热毒尚盛等以及阴虚阳亢者，均须禁服。

8 安神补心汤（丸）

王某某，男，45岁，干部。就诊日期：1979年5月15日。患者长期工作紧张，劳心伤神，故夜间心烦不眠，梦多易醒，白天头晕乏力。予本方治疗，2周后睡眠好转，4周后头晕消失，精神亦佳。

[方　　剂]人参叶6克，五味子6克，石菖蒲10克，酸枣仁10克。

[加　　减]时有自汗或盗汗者加炙黄芪10克，煅牡蛎10克，以补气固表敛汗。

[制用法]每天1剂，煎2遍和匀，早晚分服。或用10剂，研细末，炼蜜为丸，每粒10克，每服1粒，1日2次。

[疗　　效]用于用脑过度，劳心伤神，心虚神烦而致眠差、健忘、时易心悸、动辄易惊者。

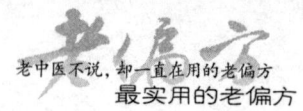

贴心提示

（1）人参叶大补元气，安心神，有调节神经功能之效；五味子敛心神，健脑益智，有生津敛汗之功。

（2）石菖蒲宁心神，可治眠差、心悸、健忘；酸枣仁养心安神、敛汗、善治心烦不寐。注意生活规律，参加适当的体力劳动及活动，有助于神经功能的恢复及体质增强。

9 玫瑰花烤羊心补心安神

据《老年报》介绍，该方治疗神经衰弱具有很好的疗效。

[方　剂] 鲜玫瑰花50克（干品15克），盐50克，羊心500克。

[制用法] 先将玫瑰花放在小铝锅中，加入食盐和适量水煎煮10分钟，待冷备用。羊心洗净，切作块，用竹签串在一起后，蘸玫瑰盐水反复在火上烤，嫩烧即可。趁热食用。

[功　效] 养血安神。用治心血亏损所致惊悸失眠。

贴心提示

（1）玫瑰性味：甘、微苦，气香性温。成分：含有少量挥发油和黄色结晶性甙、鞣质、没食子酸、色素等。玫瑰油中主要成分为醇类化合物。

（2）玫瑰花及全株都有收敛性，可用于妇女月经过多、赤白带下以及肠炎、下痢、肠红半截出血等。理气解郁，和血散淤，安神。主治：肝胃气痛，新久风痹，吐血咯血，月经不调，赤白带下，痢疾，乳痈，肿毒。《食物本草》谓其"主利肺脾、益肝胆，食之芳香甘美，令人神爽"。

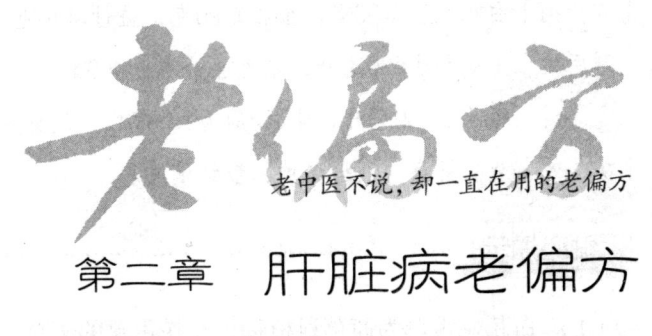

第二章 肝脏病老偏方

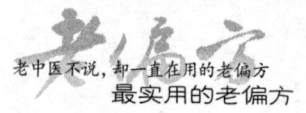

1. 三草煎剂治疗急性病毒性肝炎

这个药方共治93例,治疗1个疗程后检查,治愈90例,显效3例,总有效率达100%。3年后,对其中的71例作了追访,未发现慢性或迁延性肝炎病变及其他肝外损害,肝功能多次复查未见异常。

[方　剂] 白花蛇舌草30克,金钱草20克,益母草10克。

[制用法] 上药加水600毫升,浓煎去渣取汁400毫升,加糖适量,每日3次,每次服100毫升,连服2周为1个疗程。儿童剂量减半。

[功　效] 清热解毒,利疸退黄,散结消肿。

贴心提示

（1）白花蛇舌草为茜草科植物白花蛇舌草的全草。性味归经：微苦、甘,寒,归胃、大肠、小肠经。有清热解毒、活血利尿的功效。

（2）金钱草,江南各省均有分布。夏、秋两季采收。除去杂质,晒干,切段生用。具有清热解毒、散淤消肿、利湿退黄之功效,可用于热淋、沙淋、尿涩作痛、黄疸尿赤、痈肿疔疮、毒蛇咬伤、肝胆结石、尿路结石等症。

（3）益母草为唇形科植物益母草的全草。一年或两年生草本,夏季开花,全国大部分地区均有分布。在夏季生长茂盛花未全开时采摘。益母草性味：辛、苦,凉。有活血、祛淤、调经、消水的作用。

2. 泥鳅治疗急慢性肝炎

据《食物中药与便方》介绍,辽宁省盖城县医院用此方治疗传染性肝炎35例,其中黄疸型32例,病程最长者达7个月,通过12～16天的治疗,痊愈33例,明显好转2例。

［方　剂］泥鳅若干条。

［制用法］泥鳅放烘箱内烘干（温度以100℃为宜），达到可捏碎为度，取出研粉。每次服15克，每日3次，饭后服。小儿酌减。

［功　效］用治急性或亚急性、迁延性肝炎。

贴心提示

（1）泥鳅肉质鲜美，营养丰富，富含蛋白质，还有多种维生素，并具有药用价值，是人们所喜爱的水产佳品。泥鳅广泛分布于亚洲的中国、日本、朝鲜、俄罗斯及印度等地。

（2）泥鳅具有补中益气、除湿退黄、益肾助阳、祛湿止泻、暖脾胃、疗痔、止虚汗之功效。泥鳅所含脂肪成分较低，胆固醇更少，属高蛋白低脂肪食品，且含一种类似甘碳戊烯酸的不饱和脂肪酸，有利于人体抗血管衰老。

3 白丁香治黄疸

据《食物疗法精萃》介绍，雄雀屎又名白丁香，一端细尖，一端圆尖，雌雀屎两端均圆。雄雀屎性苦温有小毒，治目痛。陈藏器说："急黄欲死者，汤化肠之立苏。"余以本品治疗黄疸颇有效验。

［方　剂］白丁香（即雄雀屎）。

［制用法］温开水化服之。

［功　效］清热解毒。

贴心提示

白丁香可以入药，全年可收。去净泥土或杂质，晒干。主要是治疗目痛，决痈疖，女子带下，溺不利，除疝瘕。

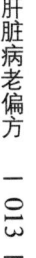

4 益肾清解汤治慢性乙型肝炎

彭某某，男，60岁，农民。不思食，恶闻油气，口渴，喜浓茶，心烦，腹胀，小便黄，精神不振，面色萎黄、暗滞，形瘦，经多方治疗，未能控制症状。后来采用"益肾清解汤"，服药30剂，上述症状消失，面色转华，形体转胖，精神佳，食量大增，小便清，能参加正常体力劳动，经多方化验为阴性，一切如常人。

[方　剂] 巴戟、肉苁蓉、制首乌各20克，仙灵脾、菟丝子、丹参、黄芪、白芍、黄柏各15克，虎杖、旱莲草各30克，晚蚕沙、郁金各10克。

[制用法] 水煎服，每日1剂。

[功　效] 据医学杂志介绍用此法治疗6例乙肝患者，疗效很好。

贴心提示

（1）巴戟又名鸡肠风、巴戟天，以根供药用，为强壮剂，有补肾壮阳、强筋骨、祛风湿的功效。主产于广西、巴戟及广东。

（2）肉苁蓉是一种寄生在沙漠树木梭梭、红柳根部的寄生植物。素有"沙漠人参"之美誉，具有极高的药用价值，是我国传统的名贵中药材，也是历代补肾壮阳类处方中使用频度最高的补益药物之一。但是要注意阴虚火旺及大便泄泻者忌服。

（3）制首乌是将生首乌与黑豆同煮后晒干的首乌，是一味补肝肾、益精血、养心宁神的良药。主要用于治疗因肝肾不足、精血亏损而引起的腰膝酸软、头晕眼花、心悸失眠、头发早白等症。何首乌的乌发功能是通过补肾、益精、养血宁神的作用发挥出来的。

5 甜瓜蒂保肝退黄治肝炎

据沈阳部队后勤卫生部编写的《新医疗法手册》介绍，此方经某部医院治疗患者130例。在住院患者15例中，有8例痊愈，7例好转。门诊115例，一般反应良好。

[方　剂] 甜瓜蒂适量。

[制用法] 将瓜蒂置于烘箱内烘干，研成细末，取0.1克分成6份。先以2份从两个鼻孔深深吸入，约40分钟后，清洁鼻腔再吸2份，再隔40分钟又吸2份，前后共吸3次，将0.1克吸完。间隔7日后再用同样方法吸0.1克，吸完0.4克为1个疗程。慢性肝炎一般2个疗程即可，肝硬化则需3～5个疗程。吸药后从鼻腔流出大量黄水，最多者每天可达1000毫升。吸药时，患者头须向前俯，使黄水滴入碗内，切勿吞咽，以免引起腹泻。有时会出现头痛、畏寒发热，类似感冒症状，或肝脾区疼痛增加，1天左右即可自然消失。

贴心提示

（1）甜瓜蒂别名瓜蒂、瓜丁、苦丁香、甜瓜把，甜瓜蒂在夏季采收成熟果实，在食用时将摘下的果柄收集，阴干或晒干。

（2）甜瓜蒂味苦、性寒、有毒。有涌吐痰食、除湿退黄的功效。

6 鲫鱼红小豆治肝硬化腹水

据《新中医》介绍，本方治疗腹水疗效极佳。

[方　剂] 鲫鱼（或鲤鱼）1条（约500克），红小豆500克。

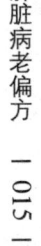

［制用法］将鱼去鳞及内脏，同红小豆加水共煮至烂熟，不加任何调料。每晨服用，只趁热饮汤，不吃鱼、豆，连续服饮。

［功　效］利水消肿。用治肝硬化腹水，久服排尿量明显增加。

贴心提示

（1）鲫鱼肉质细嫩，肉味甜美，营养价值很高，每百克肉含蛋白质13克、脂肪11克，并含有大量的钙、磷、铁等矿物质。鲫鱼药用价值极高，其性味甘、平、温，入胃、肾，具有和中补虚、除湿利水、补虚羸、温胃进食、补中生气之功效。

（2）鲫鱼所含的蛋白质质优、齐全、易于消化吸收，是肝肾疾病、心脑血管疾病患者的良好蛋白质来源，常食可增强抗病能力，肝炎、肾炎、高血压、心脏病、慢性支气管炎等疾病患者可经常食用。

（3）在感冒发热期间不宜多吃鲫鱼，还要记得鲫鱼不宜和大蒜、砂糖、芥菜、沙参、蜂蜜、猪肝、鸡肉、野鸡肉、鹿肉，以及中药麦冬、厚朴一同食用。吃鱼前后忌喝茶。

7 葱白外用治肝腹水

据《赤脚医生》第9期介绍典型病例：张某，男，成人，患肝硬化腹胀如鼓，大便不解，小便不利。用此方敷肚脐，3小时后小便自利。后以调理肝脾而腹水消尽治愈。赵某，男，成人，患肝硬化腹水，大便不解，小便不利，腹胀甚剧。用此方3次，腹水消尽。后以调理肝脾为主，使疗效得以巩固。

［方　剂］连头葱白5根，甘遂末适量。

［制用法］葱白捣烂，加入甘遂末拌匀，再捣。使用时，脐部先用醋涂擦，以防止感染和刺激皮肤，然后将药适量敷在肚脐上，再用纱布覆盖，固定即可。一般2~4小时即能排尿或排稀水便。

[功　效] 泄水通阳。葱白味辛性平，可通阳利水，宣通脉络，治小便闭胀；甘遂味苦性寒，泄水逐饮，治大腹水肿。两药一苦一辛，合用外敷，消腹水有良效。

贴心提示

（1）葱白味辛，性温，入肺、胃、肝经，轻辣宣散。主治：感冒风寒，阴寒腹痛，二便不通，痢疾，疮痈肿痛，虫积腹痛。

（2）抗病原微生物作用：葱白挥发性成分等对白喉杆菌、结核杆菌、痢疾杆菌、葡萄球菌及链球菌有抑菌作用，具有发表散寒、通阳宣窍、解毒杀虫的功效。主治：风寒感冒，头痛发热，身痛麻痹，阴寒腹痛，二便不通，喉痹，痢疾，脚气，乳痈，疮疖肿痛，虫积腹痛，跌打损伤，鱼肉中毒，虫蛇咬伤。

（3）据《中药贴敷疗法》介绍，如无甘遂可用商陆代替，中药房有售。文中指出，如患者畏寒怕冷，可加少量肉桂粉，对症疗之。

8 西瓜疗法治多种腹水

据《家庭保健》介绍疗效理想。

[方　剂] 西瓜1个，砂仁120个，大蒜瓣250克（去皮）。

[制用法] 将西瓜顶端开一小盖，去瓜瓤不用，留瓜皮，纳入砂仁和大蒜，再把小盖盖好封严。然后用和好的黄泥涂裹西瓜，成为大泥球，置日光下晒干再置木柴火堆上架起烘烤（禁用煤火）。去泥，将瓜干研成细面，备用。每日早、晚各服1.5克，白开水送下。腹水消退后禁忌食盐及西瓜。

[功　效] 清热利尿。用治肝硬化腹水、营养不良性水肿、肾炎腹水等。

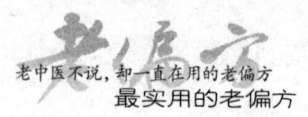

贴心提示

（1）西瓜味甜多汁，含有丰富的矿物盐和多种维生素，是夏季主要的消暑果品。西瓜清热解暑，对治疗肾炎、糖尿病及膀胱炎等疾病有辅助疗效。西瓜味道甘甜多汁，清爽解渴，是盛夏的佳果，既能祛暑热烦渴，又有很好的利尿作用，因此有"天然的白虎汤"之称。西瓜除不含脂肪和胆固醇外，几乎含有人体所需的各种营养成分，是一种富有营养、纯净、食用安全的食品。

（2）砂仁主要作用于人体的胃、肾和脾，能够行气调味，和胃醒脾。砂仁常与厚朴、枳实、陈皮等配合，治疗胸脘胀满、腹胀食少等病症。

9 猪胆绿豆丸治肝硬化腹水

据《常见药用食物》介绍，某男，患肝硬化腹水3年，服此方后症状基本消失。

[方　剂] 猪胆4个，绿豆面500克。
[制用法] 将猪胆阴干或烘干，研末，同绿豆面加水捏成豆丸。每次服6～9克，每日3次，服完为止。
[功　效] 疏肝健脾，利二便。用治肝硬化腹水。

贴心提示

猪胆为猪科动物猪的胆或胆汁，取得后，挂起晾干，或在半干时稍稍压扁，再干燥之。性味：味苦，性寒，有毒。归经：肝、胆、肺、大肠经。功能：清热，润燥，解毒。主治：热病燥渴，大便秘结，咳嗽，哮喘，目赤，目翳，泄痢，黄疸，喉痹，聤耳，痈疽疔疮，鼠瘘，湿疹，头癣。

甲鱼炖大蒜治疗肝硬化腹水

夏某,男,44岁,于1984年7月2日以腹部胀满、四肢水肿1个月为主诉而入院。腹围89.5厘米,面色晦暗,左侧面颊及胸部可见蜘蛛痣4~5处,腹部静脉曲张明显,腹水征阳性,舌黯红、苔白腻,脉弦细。西医诊断为肝硬化腹水。先服氢氯噻嗪、氨苯蝶啶每次各服25毫克,每天3次,3天后开始服食甲鱼炖大蒜,共服食13次。住院40天,于1984年8月11日痊愈出院,随访1年未再复发。

[方　剂] 甲鱼1只(500克左右),独头大蒜125克。

[加　减] 呕吐不能进食者加入生姜10克;气滞腹胀甚者加入白萝卜200克;大量腹水者配合氢氯噻嗪、氨苯蝶啶,每次各服25毫克,每天3次。

[制用法] 将甲鱼宰杀后洗净、去内脏,同去皮大蒜清炖(勿放盐),炖至烂熟,即可食用。2天1次,15次为1个疗程。

[功　效] 补益调中,平肝熄风。可防治身体虚弱,肝脾肿大。

贴心提示

(1)鳖俗称甲鱼、水鱼、团鱼和王八等,卵生爬行动物,水陆两栖生活。鳖肉味鲜美、营养丰富,有清热养阴、平肝熄风、软坚散结的效果。不仅是餐桌上的美味佳肴,而且是一种用途很广的滋补药品和中药材料。

(2)甲鱼营养成分丰富,含有蛋白质、脂肪、铁、钙、动物胶、角质白及多种维生素等。性味:性寒,味咸。具有滋阴凉血、补益调中、补肾健骨、散结消痞等作用。可防治身虚体弱、肝脾肿大、肺结核等症。

11 芜菁子治黄疸型肝炎

钱某某，女，37岁，患黄疸性肝炎，经服此方22剂痊愈。

[方　剂] 芜菁子。

[制用法] 将菜子晾干，研末。以开水调服，每次服10～15克。

[功　效] 清热，祛湿，润肠。用治黄疸、便秘。

贴心提示

（1）芜菁子在《辞典》功效：明目，清热，利湿。治青盲，目暗，黄疸，痢疾，小便不利。

（2）芜菁子在《中华本草》功效：养肝明目，行气利水，清热解毒。治青盲，目暗，黄疸便结，小便不利，症积，疮疽。

12 猪肝珍珠草汤防治肝炎

据《老年报》报道，此方效果良好。

[方　剂] 猪肝60克，珍珠草30克。

[制用法] 共煮煎熟。可食肝饮汤，日服2次。

[功　效] 清热，利尿。用于防治病毒性肝炎。

贴心提示

（1）肝脏是动物体内储存养料和解毒的重要器官，含有丰富的营养物质，具有营养保健功能，是最理想的补血佳品之一。

（2）猪肝性味归经：甘、苦，温；归肝经。功效：补肝明目，养血。用于血虚萎黄、夜盲、目赤、水肿、脚气等症。

第三章 肺脏病老偏方

老偏方
老中医不说，却一直在用的老偏方

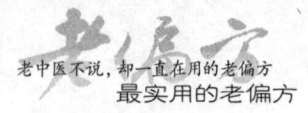

1 吸蒜气治疗肺结核

据《广东中医》介绍，用此法治疗20例重症肺结核，痰菌、血沉、呼吸系统及全身症状都有所改善。

[方　剂] 紫皮大蒜2~3头。
[制用法] 蒜去皮，捣烂。置瓶中插两管接入鼻内，呼气用口，吸气用鼻。每日2次，每次30~60分钟，连用3个月。
[功　效] 止咳祛痰，宣窍通闭。

> **贴心提示**
>
> （1）蒜辛辣，有刺激性气味，可食用或供调味，亦可入药。蒜性味归经：性温，味辛；入脾、胃、肺经。
>
> （2）蒜含挥发油约0.2%，油中主要成分为大蒜辣素，具有杀菌作用，是大蒜中所含的蒜氨酸受大蒜酶的作用水解产生。尚含多种烯丙基、丙基和甲基组成的硫醚化合物等。
>
> （3）要注意大蒜的不良反应：外用能引起皮肤发红，灼热，起泡，故不宜敷之过久，皮肤过敏者慎用。注意事项：大蒜性温，阴虚火旺及慢性胃炎、溃疡病患者应慎食。

2 百合蜜治结核病

崔某某，女，28岁，经服本方后病情得到好转，并逐渐稳定。

[方　剂] 鲜百合、蜂蜜各适量。
[制用法] 百合与蜂蜜共放碗内蒸食。每日2次，可常服食。

[功　效] 清热，润肺，生津。能抑制结核菌扩散，促使结核病灶钙化。

> **贴心提示**
>
> （1）百合是百合科百合属多年生草本球根植物，主要分布在亚洲东部、欧洲、北美洲等北半球温带地区，全球已发现有百多个品种。
>
> （2）百合是常用中药材。中医认为百合性微寒平，具有清火、润肺、安神的功效，其花、鳞状茎均可入药，是一种药食兼用的花卉。
>
> （3）蜂蜜不适宜脾虚泻泄及湿阻中焦的脘腹胀满、苔厚腻者食用。

3 羊苦胆方促结核灶钙化

据《浙江中医杂志》介绍，31例病案分析，服用此方后，大部分病例均有不同程度的好转，无一例在内服羊胆期间病变发生扩散或恶化。

[方　剂] 羊苦胆1枚。
[制用法] 洗净后蒸食之。每日1枚，3个月为1个疗程。
[功　效] 清热解毒，有抑制结核菌作用。

> **贴心提示**
>
> （1）羊苦胆是羊的胆，有医疗作用。
>
> （2）为了便于保存和食用，可以把羊胆焙干，研细，过筛，成为粉末，每日服1克，亦有同等功效。

4 玉米须冰糖治肺结核之咳血

周女士，患有肺结核多年，还有咳血症状，经朋友介绍，屡用效佳。

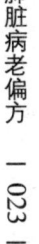

[方　剂]玉米须60克，冰糖60克。

[制用法]加水共煎。饮数次见效。

[功　效]利水，止血。

贴心提示

（1）玉米须，也称玉麦须。最早药用记载见于1476年的《滇南本草》，是我国传统的中药材。

（2）夏季吃玉米，大家都爱光煮玉米，把玉米须扔掉。专家指出，这其实是浪费。在中药里，玉米须又称"龙须"，性平，有广泛的预防保健用途。

5 四汁丸治肺痨

据《中医验方汇编·内科》（第1集）介绍验例：张某，10岁时患咳，食纳减少，呼吸困难，四肢无力，面黄肌瘦，久治不愈。服此方3日好转，10日病愈，后未再发。曾用此方治愈33人。

[方　剂]生藕汁、大梨汁、白萝卜汁、鲜姜汁、蜂蜜、香油、飞箩面各120克，川贝18克。

[制用法]将川贝研细面，和各药共置瓷盆内，以竹箸搅匀，再置大瓷碗或砂锅内，笼中蒸熟，为丸如红枣大。每服3丸，日3次夜3次，不可间断，小儿减半。

[功　效]散瘀止血，养阴清热，化痰润肺。主治：肺痨之喘咳、吐痰吐血等。

贴心提示

注意：服药后如厌食油味、恶心者，急食咸物可止。忌食葱、蒜。

6 蒲公英等治矽肺

用本方治疗矽肺患者276例,总有效率为78.62%,其中显效率为52.54%。服药20天左右症状开始好转,尤以治疗胸痛、咳嗽、气喘、咳痰效果比较显著。治程中未见不良反应。

[方　剂] 蒲公英、半枝莲各30克,浙贝母、前胡、麦门冬、制川军、三棱、莪术、路路通各10克,栝蒌、苏子、青皮、白果、枳壳各12克,鸡内金、杜仲、川续断、山萸肉、枸杞子各15克,生甘草8克。

[制用法] 将上药水煎,分早、中、晚3次温服。每日1剂。2个月为1个疗程。

贴心提示

(1) 蒲公英属菊科多年生草本植物。头状花序,种子上有白色冠毛结成的绒球。

(2) 蒲公英植物体中含有蒲公英醇、蒲公英素、胆碱、有机酸、菊糖等多种健康营养成分,有利尿、缓泻、退黄疸、利胆等功效。蒲公英同时含有蛋白质、脂肪、碳水化合物、微量元素及维生素等,有丰富的营养价值,可生吃、炒食、做汤,是药食兼用的植物。

7 扶本抗痨汤(丸)治疗肺结核

王某某,男,21岁,学生。诊为体质特异性肺结核,对抗痨药耐药及耐受力弱致肝功能损害。辨证为阴虚内热,痨虫蚀肺,兼夹湿热。遂停服抗痨药,改用扶本抗痨汤加茵陈。处方:绵茵陈30克,怀山药60克,生地30克,潞党参10克,

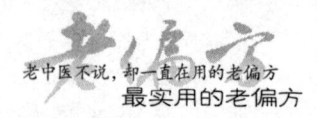

当归10克,济阿胶10克(烊冲),白蔹10克,海浮石20克(先煎),夏枯草20克,白芨10克,壁虎6克,仙鹤草10克,白茯苓10克,天麦冬10克,神曲10克,北沙参10克,杭白芍10克,杏仁10克,橘皮6克。上药连服20剂,腹胀、恶心已除,巩膜黄染已退,小便转清,饮食增进,肝功能恢复正常。仍以上方去茵陈,继续服用。先后共服80余剂,潮热消除,体力渐复,胸片示病灶吸收良好。再拟原方加丸剂,以3倍量制丸缓服,以收全功。处方:怀山药180克,生地、熟地、紫河车各90克,潞党参、当归、济阿胶、白蔹、白芨、仙鹤草、白茯苓、天门冬、麦门冬、神曲、北沙参、杭白芍、杏仁、地骨皮、丹皮、炒白术、川贝母、鹿角胶、龟甲胶、十大功劳、炙甘草各30克,海浮石、夏枯草各60克,壁虎、橘皮、水蛭、䗪虫各18克,三七粉9克。上药粉碎过筛,以阿胶、鹿角胶、龟甲胶化水,水泛为丸如小绿豆大小,每次服5克,1日3次。丸方共服2个疗程,1年后复查,右上肺阴影消失,体力恢复正常,乃返校复读。

[方　剂]汤方——怀山药60克,生地30克,潞党参10克,当归10克,济阿胶10克(烊冲),白蔹10克,海浮石20克,夏枯草20克,白芨10克,壁虎6克,仙鹤草10克,白茯苓10克,天麦冬10克,神曲10克,北沙参10克,杭白芍10克,杏仁10克,橘皮6克。

丸方——汤方加熟地30克,地骨皮10克,丹皮10克,紫河车30克,炒白术10克,川贝母10克,鹿角胶10克,龟甲胶10克,水蛭6克,䗪虫6克,三七粉3克,十大功劳10克,炙甘草10克。

[制用法]先服汤剂,每日1剂,水煎3次,分3次服,42剂为1个疗程,可连服1~2个疗程;后用丸剂,以丸方3倍量,粉碎过筛,其中阿胶、鹿角胶、龟甲胶化水,水泛为丸如小绿豆大,每次服5克,1日3次,3个月为1个疗程,可服3~4个疗程。

[功　效]补气养血益精,清热化淤抗痨。

8 猪肝白芨粉治肺结核

据《卫生报》报道，久用其方，可获奇效。

[方　剂] 猪肝、白芨。
[制用法] 将猪肝切片，晒干，研成细粉，与白芨粉相等量调匀。每次服15克，每日3次，开水送下。
[功　效] 敛肺止血，消肿生肌。

9 蛋壳蛋黄治浸润型肺结核

很多患者在使用过本方之后，反应效佳。

[方　剂] 鸡蛋壳（皮）6个，鸡蛋黄6个。
[制用法] 将蛋壳研细，放入蛋黄搅匀，然后置于搪瓷或陶器内，于炭火上炒拌呈焦黑色，即有褐色之油渗出，将油盛在盖碗内备用。每次饭前1小时服5滴，每日3次。
[功　效] 滋阴养血，润燥利肺。

10 鳗鲡大蒜治肺结核

据《新中医》介绍，本方在治疗结核方面有独到疗效。

[方　剂] 鳗鲡（白鳝）150克，大蒜2头，葱、姜、油、盐各适量。
[制用法] 将鳗鲡开膛洗净，切段，大蒜去皮，洗净。将锅置于旺火上，加

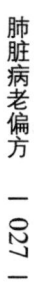

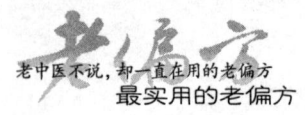

油烧热,放入鳗鲡煎炸至呈金黄色,下大蒜及调料,加水1碗焖煮至鱼熟即成。

[功 效]补虚羸,祛风湿,杀菌。有抑制结核病菌的作用。

> **贴心提示**
>
> (1)鳗鲡是一种降河性洄游鱼类,原产于海中,溯河到淡水内长大,后回到海中产卵。每年春季,大批幼鳗(也称白仔、鳗线)成群自大海进入江河口。
>
> (2)鳗鲡烧烤熟后,研细(或做成丸剂),每次服5~10克,每日2次,亦有治疗肺结核、淋巴结核之功效。

11 南瓜藤汤治肺结核病

据《卫生报》报道,久用此方,可获奇效。

[方 剂]南瓜藤(即瓜蔓)100克,白糖少许。

[制用法]加水共煎成浓汁。每次服60克,每日2次。

[功 效]清肺,和胃,通络。用于肺结核之潮热。

> **贴心提示**
>
> 南瓜藤采集:夏、秋季采收。性味:味甘苦,性微寒,无毒。归经:入肝、脾二经。主治:清肺,和胃,通络。治肺结核低热,胃痛,月经不调,烫伤。

12 云母膏治肺痈

这个药方在肺痈患者中流传甚广,屡用神效。

[方　剂] 云母、焰硝、甘草各128克,槐枝、桑白皮、柳枝、侧柏叶、橘皮各64克,川椒、白芷、没药、赤芍、肉桂、当归、黄芪、血竭、菖蒲、白芨、川芎、白薇、木香、防风、厚朴、桔梗、柴胡、党参、苍术、黄芩、龙胆草、合欢皮、乳香、茯苓各15克。

[制用法] 麻油熬,黄丹收,加松香32克搅匀。用时每取适量,贴敷患处,外以纱布盖上,胶布固定。每日换药1次。

[功　效] 清肺、化痰、清淤、排脓,兼以补虚。

[验　证] 屡用神效。

> **贴心提示**
>
> 云母性味:甘,温。归经:入肺、脾、膀胱经。功效:纳气坠痰,止血敛疮。治虚喘,眩晕,惊悸,癫痫,寒疟,久痢,金创出血,痈疽疮毒。

13 腊八蒜治肺痈

经《家庭医生》杂志介绍本方,效果理想。

[方　剂] 陈醋、大蒜。

[制用法] 我国民间农历腊月初八有用醋泡"腊八蒜"之习俗,用这种陈醋泡过的腊八蒜,每天佐餐或早晚食蒜数瓣并饮醋1盅。

[功　效] 宣窍通闭,解毒消炎。用治肺痈。

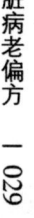

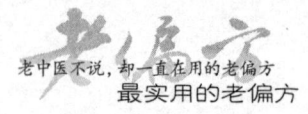

> **贴心提示**

（1）泡腊八蒜是北方，尤其是华北地区的一个习俗。顾名思义，就是在阴历腊月初八的这天来泡制蒜。其实，材料非常简单，就是醋和大蒜瓣。

（2）腊八蒜的做法极其简单，将剥了皮的蒜瓣儿放到一个可以密封的罐子、瓶子之类的容器里面，然后倒入醋，封上口放到一个阴凉的地方。慢慢地，泡在醋中的蒜就会变绿，最后会变得通体碧绿的，如同翡翠碧玉。

（3）腊八蒜没有毒，蒜里面含有丰富的维生素，与醋酸结合有健体之功效，但吃多了会产生过氧化物酶抗体，这就会让人精神疲惫。

14 猪肺萝卜汤清热补肺

据《健康报》读者反映，该法效果很好，值得推广。

[方　剂] 猪肺1具（去气管），青萝卜2个。
[制用法] 洗净，切块，加水共煮熟，分次服食。
[功　效] 清补肺经，消肿散淤。用治肺脓肿。

> **贴心提示**

（1）猪肺质嫩，色红白，适于炖、卤、拌，如"卤五香肺"、"银杏炖肺"等。根据中医以脏补脏之理，凡肺虚之病，如肺不张、肺结核等，可借鉴《证治要诀》之法治肺虚咳嗽：猪肺1具，切片，香油炒熟，同粥食。

（2）猪肺味甘，性平，入肺经。补肺虚，止咳嗽。猪肺还可以治嗽血肺损：薏苡仁研细末，煮猪肺，白蘸食之。

15 石上柏桔梗治矽肺

用本方治疗矽肺患者135例，经用药1~2个疗程后，效果显著。其中胸痛消失者占72.5%；头痛、气促、心悸改善者占61.4%；咳嗽、咳痰改善者占62.7%。应用本方未见不良反应。仅个别患者出现一时性头晕加重，但在继续用药中自然消失。不必停药和惊慌。

[方　剂] 石上柏（全草）20克，桔梗15克，鱼腥草12克，生甘草10克。

[加　减] 临床应用本方时，可根据病情灵活加减。若气血两虚者，加党参、黄芪各20克；若咳嗽剧烈者，加川贝母、前胡、蝉衣、橘络各10克；若大便秘结者，加生川军（后下）10克。

[制用法] 将上药水煎，每日1剂，分3~4次口服。两个月为1个疗程。可连服2~3个疗程，直至症状消失时为止。

贴心提示

（1）石上柏，中药名。为卷柏科卷柏属植物深绿卷柏的全草。全年均可采收，洗净，鲜用或晒干入药。具有清热解毒、祛风除湿、止血、抗癌等功效。临床上亦可制成片剂使用，如石上柏片（治癌片）。

（2）石上柏性味：味甘、微苦、涩，性凉。主治：清热解毒，祛风除湿，抗癌，止血。用于癌症，咽喉肿痛，急性扁桃体炎，目赤肿痛，眼结膜炎，肺热咳嗽，肺炎，乳腺炎，湿热黄疸，风湿痹痛，外伤出血。

16 萝卜三汁治矽肺

据《岭南草药志》介绍：服此方治疗矽肺21人，疗效显著。一般在1个月内黑痰消失，9个月黏痰消失，1年左右症状消失，体重增加，恢复健康。

[方　剂] 大白萝卜、鲜茅根、荸荠各适量，鸡内金，麻黄，贝母，牛蒡子，桔梗，枳壳，石斛，枇杷叶（随症加减，请教医生）。

[制用法] 将鲜萝卜、茅根、荸荠洗净，捣烂取汁，再将鸡内金等8味中药煎汤，然后与三汁混合一起饮用。

[功　效] 治矽肺。

贴心提示

如每日不拘量吃鲜萝卜及鲜荸荠，日久黑痰减少，咳嗽必轻。

第四章 肾脏病老偏方

老偏方
老中医不说，却一直在用的老偏方

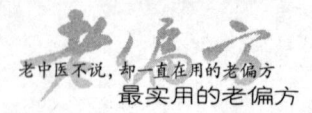

1 消风散治疗急性肾炎

陈某，男，14岁。7天前感冒发热、咽痛，近日发现眼睑及周身水肿，时咳，身倦乏力，小便短赤，舌红、苔薄黄，脉浮数。继服此原方7剂而愈。随访半年，尿检正常。

[方　剂] 防风、荆芥各8克，生石膏、苍蔚子、苦参、大力子各10克，知母、生白术、当归各6克，蝉蜕5克，木通4克。

[制用法] 水煎服，每日1剂。

[功　效] 疏风清热，除湿利水止痒。共治30例，疗效满意。

> **贴心提示**
>
> （1）防风是一种药草，是伞形科多年生草本植物防风的根。主产于黑龙江、四川、内蒙古等地。生用。防风具有抗菌、抗炎作用。
>
> （2）血虚痉急或头痛不因风邪者忌服。

2 加味黄芪粥治肾炎

王某患有肾炎，在服本药1个月后，蛋白尿消减，则持续服用1～2个月，尿蛋白完全消失后，仍继续服用3个月以巩固疗效。

从药物及临床分析，此方对肾阳虚、肾气不足者，疗效较好。

[方　剂] 黄芪、生薏苡仁、糯米各30克，赤小豆15克，鸡内金（研末）9克，金橘饼2枚，或酌情加入白茅根40克，六月雪12克，紫丹参10克。

[制用法] 先以水600毫升煮黄芪20分钟，去渣，次入薏苡仁、赤小豆煮30分

钟，再入鸡内金、糯米，煮熟成粥。如加入白茅根等药，可与黄芪同煮。此为1日量，分2次服，食后含服金橘饼。

[疗　效]治肾炎效果甚好。

贴心提示

（1）中药材黄芪为豆科草本植物蒙古黄芪、膜荚黄芪的根，具有补气固表、利水退肿、托毒排脓、生肌等功效。

（2）黄芪的药用迄今已有2000多年的历史，现代研究发现，黄芪含皂甙、蔗糖、多糖、多种氨基酸、叶酸及硒、锌、铜等多种微量元素。有增强机体免疫功能、保肝、利尿、抗衰老、抗应激、降压和较广泛的抗菌作用。

（3）注意表实邪盛、气滞湿阻、食积停滞、痈疽初起或溃后热毒尚盛等症，以及阴虚阳亢者，均须禁服黄芪。

3 二白汤治肾炎

用此药治疗急性肾炎患者50例，其中治愈40例，好转10例，水肿一般在2~7天内完全消退。

[方　剂]白花蛇舌草、白茅根、旱莲草、车前草各9~15克。
[制用法]将上药水煎，分2次口服，每日1剂。1周为1个疗程。

贴心提示

（1）白花蛇舌草是茜草科耳草属的植物，味苦、淡，性寒。主要功效是清热解毒，消痛散结，利尿除湿。尤善治疗各种类型炎症。

（2）白茅根为禾本科植物多年生草本白茅的根茎。春、秋两季采挖。晒干。主治：凉血止血，清热解毒。用于吐血，尿血，热淋，水肿，黄疸，小便不利，热病烦渴，胃热呕哕，咳嗽。内服。

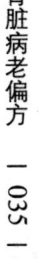

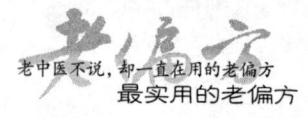

（3）服用白茅根同时，须注意卧床休息，限制水、盐的摄入，保暖。必要时可适当加用其他药物控制并发症及感染病灶等。注意：脾胃虚寒，溲多不渴者忌服。吐血因于虚寒者，不宜服用。

④ 五白汤治疗急慢性肾炎及肾病综合征

陈某，女，25岁。水肿、血尿1个月，并心慌气短，求治中医。使用本方之后效果良好。

［方　剂］猪苓、茯苓、白术、泽泻、桂枝、桑皮、陈皮、大腹皮、茯苓皮各10～15克，白茅根20～30克，小儿酌减。

［制用法］水煎服，每日1剂。

［功　效］化气利水，健脾祛湿，理气消肿。

贴心提示

（1）猪苓为我国常用的菌类药材，已有2000多年的药用历史，在国内外享有盛名。猪苓味甘、淡，平，归肾、膀胱经。利水渗湿。治小便不利，水肿，泄泻，淋浊，带下。

（2）茯苓，俗称云苓、松苓、茯灵，为寄生在松树根上的菌类植物，古人称茯苓为"四时神药"，因为它功效非常广泛。茯苓味甘、淡，性平，入药具有利水渗湿、益脾和胃、宁心安神之功用。现代医学研究发现，茯苓能增强机体免疫功能，茯苓多糖有明显的抗肿瘤及保肝脏作用。

（3）白术为多年生草本，喜凉爽气候，以根茎入药，具有多项药用功能。功效主治：健脾益气，燥湿利水，止汗，安胎。用于脾虚食少，腹胀泄泻，痰饮眩悸，水肿，自汗，胎动不安。

5 复方地肤子汤治疗急性肾炎

《新中医》1975年第5期刊登广东省蕉岭县中医院钟思潮老师写的"复方地肤子汤治疗小儿急性肾炎"一文后，10多年来用此方治疗该病32例，痊愈24例、好转5例、无效3例（为中途转医者2例、转院1例），有效率达90%。只服此方不使用其他药作辅疗者15例（其中痊愈12例、好转3例）；加用青霉素作辅助治疗的17例（其中痊愈12例、好转2例、无效3例）。最多服药7剂，最少2剂。本方最适宜小儿急性肾炎患者，均用于15岁以下的儿童。在临床32例患者中，有1例（17岁）诊治无效，年龄越小疗效越佳。

[方　剂] 地肤子15克，荆芥、苏叶、桑白皮、瞿麦、黄柏、车前草各10克，蝉蜕10只。

[制用法] 水煎服，每天1剂。

[功　效] 清热利湿。

贴心提示

地肤子秋季果实成熟时采收植株，晒干，打下果实。含有三萜皂甙、脂肪油、生物碱、黄酮等。性味：性寒，味辛、苦。主治：清热利湿，祛风止痒。用于小便涩痛、阴痒带下、风疹、湿疹、皮肤瘙痒等症。

6 白茅根益母草等治肾炎

张某，患有肾炎，经人介绍，使用本方，效果良好。

[方　剂] 白茅根50克，益母草、泽泻、半边莲各20克，大腹皮15克。

[加　减] 风寒侵袭型加麻黄、苏叶各15克；水湿浸渍型加木通20克，茯苓

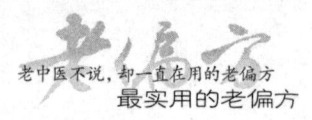

25克,桂枝15克;湿热蕴结型加蒲公英、竹茹各15克,生地25克;腹胀、便秘或有氮质血症者加槟榔、二丑、厚朴、大黄、芒硝;血压持续不降者重用黄芪(50克以上)、人参、川芎;蛋白尿始终不消者加黄芪、石苇、大黄、泽泻;尿中持续见红细胞者加生地榆、生柏叶;有血淤征象者加丹参、川芎;合并咽炎者加金银花、蒲公英、生地;伴恶心者加竹茹、半夏。

[制用法] 将上药水煎,每日1剂,早、晚各服1次。

贴心提示

(1) 白茅根为禾本科植物多年生草本白茅的根茎。主治:凉血止血,清热解毒。用于吐血、尿血、热淋、水肿、黄疸、小便不利、热病烦渴、胃热呕哕、咳嗽。注意脾胃虚寒、溲多不渴者忌服。

(2) 益母草为唇形科植物益母草的全草。在夏季生长茂盛花未全开时采摘。食用功效:味辛、苦,凉。活血、祛淤、调经、消水。治疗妇女月经不调,胎漏难产,胞衣不下,产后血晕,淤血腹痛,崩中漏下,尿血、泻血,痈肿疮疡。注意:孕妇禁用。无淤滞及阴虚血少者忌用。

⑦ 蜈蚣鸡蛋为主综合治疗慢性肾炎

李某,女,7岁,经徐州市某医院诊为肾病综合征。因住院困难,回本地就医,经中西医多方治疗4月余无效。水肿显著,腹大如鼓,眼圈青黑,尿蛋白(++~++++),管型(+~++),血白细胞$20×10^9$/升。于1990年11月,经用激素、布洛芬等及中药治疗,水肿虽消,但尿蛋白下降不理想(++~+++)。蜈蚣鸡蛋每天1个,服用至第8个蜈蚣鸡蛋时尿蛋白转阴。巩固治疗1周后改隔天服1个,疗程间歇为10余天。随访症状消失,尿蛋白阴性。

[方 剂] 1. 蜈蚣1条,新鲜鸡蛋1个。将蜈蚣焙干为末,在新鲜鸡蛋气室

端打一小洞，纳入蜈蚣末搅匀，外用温纸及黄泥包裹，放灶内煨熟。每日服1个，1个月为1个疗程，隔3~5天再进行下一疗程。一般服2个疗程停药。

2. 中药基本方：黄芪20克，党参、生地、泽泻、车前子、益母草各15克，枸杞子、女贞子、菟丝子、丹皮各10克，蝉蜕6克，赤小豆30克。

[加　减] 兼血淤者重用益母草30克，加丹参、红花；兼肾阳虚者加葫芦巴、熟附子、仙灵脾；兼脾阳虚者适当减少滋阴药，另加干姜、鸡内金；兼肝肾阴虚，肝阳上亢者加钩藤、怀牛膝、石决明；兼感冒诱发者，先以越婢加术汤或其他感冒药治疗，表证解后复用基本方加减治疗。

[制用法] 每日1剂，1个月为1个疗程，一般服2~3个疗程后改为2日1剂，巩固疗效，需3~4个疗程善后调理。

贴心提示

（1）蜈蚣是蠕虫形的陆生节肢动物，属节肢动物门多足纲。蜈蚣与蛇、蝎、壁虎、蟾蜍并称"五毒"，并位居五毒首位。性味：咸、辛，温。有毒。归肝、脾、肺经。败毒抗癌、息风解痉、退炎治疮。注意：血虚生风及孕妇禁用。本品与蜘蛛、桑叶相克。

（2）鸡蛋富含各类营养，是人类常食用的食品之一。鸡蛋含有丰富的蛋白质、脂肪、维生素和铁、钙、钾等人体所需要的矿物质，蛋白质为优质蛋白，对内脏组织损伤有修复作用。

8 宣肺利水治肾炎

杨某某，男孩。1966年7月间突然面颊肿大，迅速及全身，经医院诊为肾炎。给服中西药等，肿仍时轻时重，虽经先后住院治疗4个多月，病情终未见好

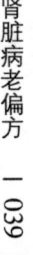

转而出院。多方寻找草药单方治疗均未见效。笔者诊时患儿仍全身水肿，有时喘气口渴，精神倦怠，食欲不振，小便量极少而色黄。治以宣肺行水，理脾利湿。予本方，服6剂后小便较清长，水肿减轻，饮食增加，精神较好。服至20剂，肿消如常人。在此期间并服用饮食单方：鲫鱼煮大蒜。3个月后，患儿因偷吃了盐腌辣椒，全身肿又复作，按原方又服10剂，水肿又消退。此后，患儿戒盐3年，肿未复发。经尿复查无异常始食盐，至今已长大成人。

[方　剂] 桔梗4~5克，杏仁、苡仁、猪苓、泽泻、大腹皮各6克，陈皮、木通、五加皮各3克，茯苓9克，葱白1小撮。

[制用法] 水煎服，每日1剂。

[功　效] 宣肺行气，利水渗湿理脾。后以此方治几例小儿肾炎，均治愈。

贴心提示

（1）桔梗是桔梗科桔梗属植物，多年生草本。朝鲜族人用作野菜食用。其根可入药，有止咳祛痰、宣肺、排脓等作用。注意：凡气机上逆、呕吐、呛咳、眩晕、阴虚火旺、咳血等不宜用；胃及十二指肠溃疡者慎服。用量过大易致恶心呕吐。

（2）杏仁有镇咳、平喘、消炎作用。杏仁苦温宣肺，润肠通便，仅适宜于风邪、肠燥等实证之患。凡阴亏、郁火者，则不宜单味药长期内服。如肺结核、支气管炎、慢性肠炎、干咳无痰等症禁忌单味药久服。

9 茯苓四物汤治疗慢性肾炎

祝某某，男，21岁，1983年2月15日诊。患慢性肾盂肾炎半年，腰痛水肿，尿频、尿痛、短赤，纳少，舌淡红、苔薄白，脉弦滑。尿常规：脓细胞（++）、白细胞（++++）、红细胞少许。投茯苓四物汤加减，自觉症状消失，但尿白细胞或脓细胞波动于（+~++）。笔者鉴于患者求愈心切，改投清利下焦湿热的龙胆泻肝汤加减，3剂后胃脘不适、呕吐频作、尿常规转差。暂投和胃止呕之剂，并用庆大霉素等，治疗5天未见好转。遂以投茯苓四物汤加减，数天后症状消失，20天后尿检正常，方悟守方的重要。患者至今未复发。

［方　剂］苍术、茯苓、猪苓、泽泻、官桂少许，当归、川芎、白芍、生地（原书无剂量）。

［加　减］笔者常将白芍易赤芍，并加滑石、芦根。红细胞多者加生蒲黄；急性肾炎热象显著者加蒲公英；病久肾虚明显者加二至丸。

［制用法］水煎服。

［疗　效］治慢性肾炎疗效甚佳。

> **贴心提示**
>
> 茯苓，俗称云苓、松苓、茯灵，为寄生在松树根上的菌类植物，形状像甘薯，外皮黑褐色，里面白色或粉红色。古人称茯苓为"四时神药"，因为它功效非常广泛，不分四季，将它与各种药物配伍，不管寒、温、风、湿诸疾，都能发挥其独特功效。茯苓味甘、淡，性平，入药具有利水渗湿、益脾和胃、宁心安神之功用。

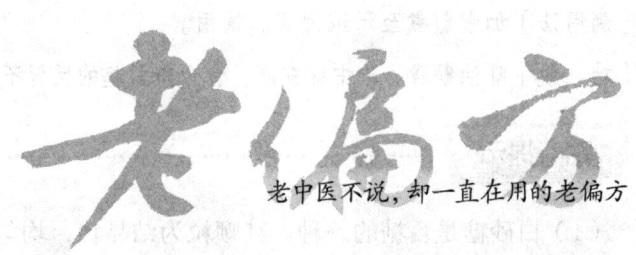

第五章 胃病老偏方

1. 白砂糖水治中虚脘痛

周某某，办公室工作人员，多年胃疼，经朋友介绍这个方法，效果不错，反映此方效果奇佳。

[方　剂] 白砂糖150克。
[制用法] 加水煎煮至汤浓为度。饮用。
[功　效] 降浊解毒。治中虚脘痛、食鱼蟹引起的反胃不适及吃蒜口臭等。

贴心提示

（1）白砂糖是食糖的一种。其颗粒为结晶状，均匀，颜色洁白，甜味纯正，甜度稍低于红糖。白砂糖味甘、性平，归脾、肺经。有润肺生津、止咳、和中益肺、舒缓肝气、滋阴、调味、除口臭、解盐卤毒之功效。

（2）糖尿病患者，对白砂糖不适的人禁食或少食。糖尿病患者不宜直接食用食糖，最好是以甜味剂替代，如木糖醇。

2. 土豆粥治胃脘隐痛不适

孙某某，男，65岁，久犯该病，后常食本方，渐愈。

[方　剂] 土豆（不去皮）250克，蜂蜜少许。
[制用法] 将土豆洗净，切成丁，用水煮至成粥状。服时加蜂蜜。每日晨空腹食用，连服半月。
[功　效] 和中养胃。用于胃脘隐痛不适。

贴心提示

（1）土豆含有丰富的营养，是抗衰老的食物。它含有丰富的维生素B_1、维生素B_2、维生素B_6和泛酸等B群维生素及大量的优质纤维素，还含有微量元素、氨基酸、蛋白质、脂肪和优质淀粉等营养元素。

（2）土豆味甘，性平。能补脾益气，缓急止痛，通利大便，是和胃健中、解毒消肿药。可用于脾胃虚弱，消化不良，肠胃不和，脘腹作痛，大便不利。

（3）注意服用发芽的、含龙葵碱较多的马铃薯，容易因吸收过量的龙葵碱而引起中毒。

3 炖猪肚治胃脘隐痛

张某，长期胃脘隐痛，家人从某处得了一个炖猪肚子的秘方，经过一段时间后，张某的胃痛居然好了。

[方　剂] 猪肚（猪胃）200克，鲜姜50克，肉桂5克。

[制用法] 猪肚洗净切丝，同姜与肉桂放在碗内，隔水炖至熟烂，分2次吃完。

[功　效] 补益脾胃。治疗脾胃阳虚或胃寒所致的胃脘隐痛、喜热畏寒、吐清水、口淡不渴等。

贴心提示

（1）猪肚为猪科动物猪的胃，同时能用猪肚烹调出各种美食，具有治虚劳羸弱、泄泻、下痢、消渴、小便频数、小儿疳积的功效，猪肚还能补虚损、健脾胃。

（2）注意猪肚的选购：呈淡绿色，黏膜模糊，组织松弛、易破，有腐败恶臭气味的不要选购。猪内脏不适宜贮存，最好是随买随吃。

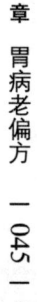

4 洋白菜粥治胃脘拘急痛

李某，长期患有胃痛病，一次偶然的机会，经人介绍洋白菜粥能治胃痛，抱着姑且一试的态度，却没有想到疗效良好，经过长期坚持，现在基本已经不再复发。

［方　剂］洋白菜500克，粳米50克。

［制用法］洋白菜洗净，切碎煮半小时，捞出菜不用，下米煮粥。日食2次。

［功　效］缓急止痛。用于胃脘拘急疼痛。

贴心提示

（1）洋白菜在中国各地普遍栽培，是中国东北、西北、华北等地区春、夏、秋季的主要蔬菜之一。圆白菜性平、味甘，归脾、胃经；卷心菜可补骨髓、润脏腑、益心力、壮筋骨、利脏器、祛结气、清热止痛。主治：睡眠不佳、多梦易睡、耳目不聪、关节屈伸不利、胃脘疼痛等病症。

（2）洋白菜一般人群均可食用。特别适合动脉硬化、胆结石症患者、肥胖患者、孕妇及有消化道溃疡者食用。但皮肤瘙痒性疾病、眼部充血患者忌食。包心菜含有粗纤维量多，且质硬，故脾胃虚寒、泄泻以及小儿脾弱者不宜多食。另外，对于腹腔和胸外科手术后，胃肠溃疡及其出血特别严重时，腹泻及肝病时不宜吃。

5 山楂丸开胃助消化

夏天许多孩子胃口不好，家长们不知道如何做才好，经介绍山楂丸开胃助消化，经过众多的患者食用，反映此方效果极佳。

［方　　剂］山楂（山里红）、怀山药各250克，白糖100克。

［制用法］山药、山楂晒干研末，与白糖混合，炼蜜为丸，每丸重15克。每日3次，温开水送服。

［功　　效］补中，化积。用治脾胃虚弱所致的消化不良。

贴心提示

（1）山楂丸助消化的作用一直为人称道。

（2）山楂丸服用注意事项：孕妇慎服。脾胃虚寒的消化不良者、无积滞者勿用。

6 枣树皮红糖汤汁治肠胃炎

赵某某，男，50岁，经医院检查患肠胃炎，用此方5日好转，10日即愈。

［方　　剂］枣树皮20克，红糖15克。

［制用法］水煎去渣，加红糖调服，每日1次。

［功　　效］消炎，止泻，固肠。用治肠胃炎、下痢腹痛、胃痛。

贴心提示

（1）枣树皮全年皆可收采，春季最佳，用月牙形镰刀，从枣树主干上将老皮刮下，晒干。性味归经：性温，无毒。原产我国，现亚洲、欧洲和美洲常有种植。

（2）枣树皮用于收敛止泻，祛痰，镇咳，消炎，止血。治痢疾，肠炎，慢性气管炎，目昏不明，烧烫伤，外伤出血。

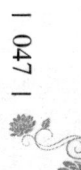

7 牛肉砂仁汤健脾开胃

张某,长期食欲不振,人形消瘦,老伴担心不已,从一老中医那里得到这个偏方,经过试验,张某慢慢地胃口好了起来,消化功能也好了很多。

[方　剂] 牛肉1000克,砂仁5克,陈皮5克,生姜15克,桂皮3克,盐少许。

[制用法] 先炖牛肉至半熟,然后将以上各味共炖烂,服前加盐调味,取汁饮用。

[功　效] 健脾醒胃。常用于脾胃虚弱而致的消化不良,久服能增进健康。

贴心提示

(1)牛肉蛋白质含量高,而脂肪含量低,所以味道鲜美,受人喜爱,享有"肉中骄子"的美称。寒冬食牛肉,有暖胃作用,为寒冬补益佳品。

(2)中医认为:牛肉有补中益气、滋养脾胃、强健筋骨、化痰熄风、止渴止涎的功效。适用于中气下陷、气短体虚、筋骨酸软和贫血久病及面黄目眩之人食用。

(3)注意不宜食用反复加热或冷藏加温的牛肉食品,内热盛者禁忌食用,不宜食用熏、烤、腌制之品,不宜用不适当烹制方法烹制食用,不宜食用未摘除甲状腺的牛肉。

8 梅连平胃汤治胃肠炎

张某某,女,35岁。就诊日期:1980年9月10日。2个月来患者腹泻日3~4次,大便带黏液,伴腹胀腹痛,屡治不愈,予本方煎服3剂,腹泻次数减为日1~2次,服6剂后大便成形,每日1次。

[方　　剂] 乌梅15克，黄连10克，秦皮30克，苍术10克，厚朴10克，陈皮10克，炙甘草5克，生姜10克，大枣5枚。

[加　　减] 泄泻次数多，日久不减者加罂粟壳10克同煎。

[制用法] 每日1剂，煎2遍和匀，日3次分服。

[功　　效] 乌梅收敛涩肠；黄连、秦皮清热燥湿；苍术健脾胃；厚朴导滞、消除胀满；陈皮理气和中；炙甘草、姜、枣调和脾胃。本方苦寒清热燥湿，芳香理气健脾同用，故肠炎久延、脾虚而湿热留恋者宜之。

贴心提示

（1）乌梅别名酸梅、黄仔、合汉梅、干枝梅，经烟火熏制而成。乌梅性味酸、涩，平。归肝、脾、肺、大肠经。敛肺，涩肠，生津，安蛔。用于肺虚久咳，虚热烦渴，久疟，久泻，痢疾，便血，尿血，血崩，蛔厥腹痛，呕吐，钩虫病。

（2）梅子中含儿茶酸能促进肠蠕动，因此便秘之人宜食之。梅子中含多种有机酸，有改善肝脏机能的作用，故肝病患者宜食之。梅子中的梅酸可软化血管，推迟血管硬化，具有防老抗衰作用。

（3）适宜虚热口渴、胃呆食少、胃酸缺乏、消化不良、慢性痢疾肠炎之人食用；适宜孕妇妊娠恶阻者食用。脾胃虚寒者不宜用此。

9 番薯藤治急性肠胃炎

马某，女，36岁，患急性胃肠炎，用本方治愈。

[方　　剂] 番薯藤60～90克。盐少许。

[制用法] 将番薯藤加盐炒焦，冲水煎服。

[功　　效] 解毒，消炎。用治急性胃肠炎之上吐下泻。

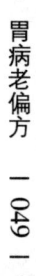

> **贴心提示**

（1）番薯藤为旋花科植物番薯的茎叶。性微凉，味甘涩，无毒。治吐泻，便血，血崩，乳汁不通，痈疮。

（2）《本草求原》记载：敷虫蚊伤，并痈肿毒痛，毒箭，同盐捣汁涂蜂螫。《岭南采药录》记载：治蛇虎咬，舌肿，霍乱抽筋。《四川中药志》记载：通乳汁，溃痈疮，排脓。治妇人乳汁不通，痈疮久不溃脓，大便中带血及红崩、腹泻。

10 羊肉秫米粥开胃健脾

《健康保健》杂志介绍效果良好。

[方　剂] 羊肉100克，秫米（高粱米）100克，盐少许。
[制用法] 羊肉切丁，同秫米共煮粥食。
[功　效] 补虚开胃。治脾胃虚弱而致的消化不良、腹部隐痛等。

> **贴心提示**

（1）羊肉鲜嫩，营养价值高，对一般风寒咳嗽、慢性气管炎、虚寒哮喘、肾亏阳痿、腹部冷痛、体虚怕冷、腰膝酸软、面黄肌瘦、气血两亏、病后或产后身体虚亏等一切虚状均有治疗和补益效果，最适宜于冬季食用，羊肉既能御风寒，又可补身体。

（2）羊肉一般人群均可食用，适宜体虚胃寒者。发热、牙痛、口舌生疮、咳吐黄痰等上火症状者不宜食用；肝病、高血压、急性肠炎或其他感染性疾病及发热期间不宜食用；外感病邪素体有热者慎用；暑热天或发热患者慎食之；水肿、骨蒸、疟疾、外感及一切热性病症者禁食。

11 龙眼核治急性胃肠炎

张某某,女,46岁,患胃肠炎,多次用药疗效不佳,后用本方数次,即愈。

[方　剂] 龙眼核(即桂圆核)适量。
[制用法] 将龙眼核焙干研成细粉。每次25克,每日2次,白开水送服。
[功　效] 补脾和胃。治急性胃肠炎。

贴心提示

(1) 龙眼核在我国西南部至东南部栽培很广,以福建、台湾最盛,广东次之,多栽培于堤岸和园圃,广东、广西南部及云南亦见野生或半野生于疏林中。

(2) 龙眼核微苦、涩,平;归肝、脾、膀胱经,用于止血止痛。用于胃痛,烧烫伤,刀伤出血,疝气痛;外用治外伤出血。

12 西洋参等治胃下垂

用此药治疗胃下垂患者101例,其中治愈者(胃下垂恢复正常,主症消失)95例;显效者(主症基本消失,胃上提3～5厘米以上)4例;无效者(治效前后无明显变化)2例。服药期最短者1个疗程,最长者3个疗程。治疗中未见不良反应。

[方　剂] 西洋参5～8克(磨汁冲服),生黄芪20～30克,白术、升麻、枳实、青皮、女贞子、枸杞子各10～12克,砂仁、甘草各8～10克。

[加　减] 若伴湿热者,加川黄连6～8克,苍术10～12克,藿香5～10克;

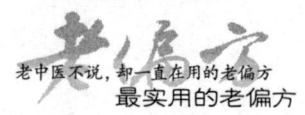

若伴气滞者，加苏梗、广木香各6~9克；若伴溃疡者，加乌贼骨20克，白芨15克；若中气下陷者，加葛根15~20克，炙甘草10~12克。

[制用法] 将上药水煎，每日1剂，分3~4次口服。10剂为1个疗程。

贴心提示

（1）西洋参是人参的一种，又称广东人参、花旗参，服用方法有煮、炖、蒸食，也可切片含化或研成细粉冲服。西洋参甘、微苦，凉。归心、肺、肾经。

（2）西洋参功能主治：补气养阴，清热生津。用于气虚阴亏，内热，咳喘痰血，虚热烦倦，消渴，口燥咽干。西洋参有抗疲劳、抗氧化、抗应激、抑制血小板聚集、降低血液凝固性的作用。另外，对糖尿病患者还有调节血糖的作用。

（3）西洋参注意事项：不宜与藜芦同用。

13 黄芪首乌治胃下垂

用本方治疗胃下垂患者45例，经用药1~2个疗程后，其中治愈者40例，显效者3例，有效者2例。

[方　剂] 生黄芪25克，何首乌、全当归、鸡血藤各15克，柴胡20克，炒葛根、升麻、山萸肉、香附各12克，生甘草10克。

[加　减] 若患者口苦泛酸者，加吴茱萸、川黄连各8~10克；若患者口淡无味者，加焦三仙、藿香各10~12克；若大便秘结者，加郁李仁、生川军（后下）各8~10克；若大便稀溏者，加怀山药、生薏苡仁、茯苓各10~15克。

[制用法] 将上药水煎，每日1剂，分早、中、晚3次口服，半个月为1个疗程。

> **贴心提示**
>
> （1）何首乌，为蓼科多年生缠绕藤本植物。味苦、甘、涩，性微温。归肝、肾经。养血滋阴，润肠通便，截疟，祛风，解毒。主治：血虚头昏目眩，心悸，失眠，肝肾阴虚之腰膝酸软，须发早白，耳鸣，遗精，肠燥便秘，久疟体虚，风疹瘙痒，疮痈，瘰疬，痔疮。
>
> （2）黄芪性味甘、微温，归脾、肺经，为补气药，黄芪能补一身之气，兼有升阳，固表止汗，排脓生肌，利水消肿，安胎益血的作用。对于贫血、水肿、体虚多汗、胎动不安、子宫脱垂、气血两亏、阴虚不足等都有卓著的疗效。

14 清胃散治胃及十二指肠溃疡

刘某某，男，45岁。就诊日期：1986年3月15日。上腹疼痛2年，加重2周，伴嘈杂泛酸，有时脘部胀满嗳气，胃纳尚可。上消化道钡餐检查报告：胃小弯角切迹处溃疡。予本方服1周后痛止，嘈杂泛酸亦减，2周后嘈杂泛酸均解，4周后做上消化道造影复查：胃小弯龛形消失。

［方　　剂］珍珠粉50克，广木香50克，人工牛黄粉10克。

［加　　减］如上腹疼痛较重时方中加延胡索50克。

［制用法］研极细末和匀，用胶囊装每粒0.5克，每次服2粒，每日3次，食前1小时温开水送下。连服4周为1个疗程。如1个疗程溃疡尚未愈合可继续用。

［功　　效］用治胃及十二指肠溃疡、慢性胃炎所致胃热气滞之上腹疼痛或胀满嗳气、嘈杂泛酸者。珍珠粉制酸收敛，人工牛黄镇静清热解毒（消炎），二者合用珠黄散有消炎促进溃疡愈合之功，木香理气解痉，加延胡索活血散淤，加强理气止痛之效。

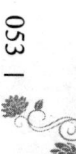

> **贴心提示**

（1）珍珠粉为贝类动物所产珍珠磨制而成的粉状物，呈白色，有珍珠特殊腥味。富含蛋白质（水解后可得到18种氨基酸，其中7种是人体必需氨基酸）、文石结构的碳酸钙、20多种微量元素及B族维生素。

（2）广木香又名云木香，是菊科凤毛菊属的多年生草本，生于云南等地，以根入药。有健胃消胀、调气解郁、止痛安胎作用。能行气化滞、疏肝、健胃，治一切气痛、停食积聚、胸满腹胀、呕吐泻痢等。

15 煨猪肚温中和胃治溃疡

据《江苏中医》介绍，某患者胃溃疡胃痛，多方医治无效，经服此方而愈，7年未复发。又据《食物疗法精萃》介绍，此方治疗胃寒疼痛效果理想。

［方　剂］猪肚（猪胃）1个，鲜姜250克。

［制用法］将猪肚洗净，装入切成片的鲜姜，扎好，放入砂锅内用文火煨熟，然后去姜。猪肚切丝，拌酱油吃，汤亦同饮。每个猪肚分3天吃完，可连续吃10个。

［功　效］温中养胃。治胃溃疡。

> **贴心提示**

（1）猪肚为猪科动物猪的胃，具有治虚劳羸弱、泄泻、下痢、消渴、小便频数、小儿疳积的功效，同时能用猪肚烹调出各种美食。

（2）猪肚性味甘，温。补虚损，健脾胃。《本草经疏》认为：猪肚，为补脾胃之要品，脾胃得补，则中气益，利自止矣。血脉不行，皆取其补益脾胃，则精血自生，虚劳自愈，根本固而后五脏皆安也。

16 洋白菜汁治胃溃疡疼痛

据《药学通报》介绍，用此方治疗100名胃溃疡患者，60%的患者服药后2～5天疼痛消失，90%的患者服药7天疼痛消失。

[方　剂] 洋白菜（甘蓝、圆白菜、包心菜）。
[制用法] 将洋白菜洗净，捣烂取汁。每次饮半茶杯。
[功　效] 清热散结。治胃及十二指肠溃疡疼痛，也是胃癌的预防药。

贴心提示

（1）洋白菜又名卷心菜、洋白菜、疙瘩白、包菜、圆白菜、包心菜、莲花白等。二年生草本，在中国各地普遍栽培，是中国东北、西北、华北等地区春、夏、秋季的主要蔬菜之一。

（2）德国人认为，圆白菜才是菜中之王，它能治百病。西方人用圆白菜治病的"偏方"，就像中国人用萝卜治病一样常见。

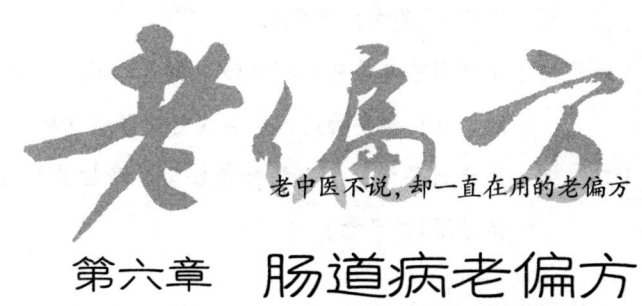
老中医不说，却一直在用的老偏方

第六章　肠道病老偏方

1 黑芝麻治便秘

李某某，男，52岁，1990年9月4日就诊。主诉：大便干燥，难以解出2年余，屡服中西药效果不佳。症见面色苍白，眩晕心悸，舌淡苔白，脉细。即用《新中医》介绍便秘验方治之，服用20天，大便正常，症状消失。

[方　剂] 黑芝麻500克，糯米250克。

[制用法] 先将黑芝麻炒熟，糯米炒至黄色，混合研成粉末。然后对药粉1汤匙，加白蜜半汤匙，于空腹时用开水冲服。每日1次，连服1月。

[功　效] 用于大便燥结（习惯性便秘）、产后及热性病后期便秘，一般坚持服用1月可愈。

贴心提示

（1）黑芝麻为胡麻科芝麻的黑色种子，含有大量的脂肪和蛋白质，还有糖类、维生素A、维生素E、卵磷脂、钙、铁、铬等营养成分。可以做成各种美味的食品，一般人均可食用。

（2）中医中药理论认为，黑芝麻具有补肝肾、润五脏、益气力、长肌肉、填脑髓的作用，可用于治疗肝肾精血不足所致的眩晕、须发早白、脱发、腰膝酸软、四肢乏力、步履艰难、五脏虚损、皮燥发枯、肠燥便秘等病症，在通便润肠方面的功效，更是有口皆碑。

2 香蕉蘸黑芝麻治大便秘结

据《医学之窗》杂志介绍该方效果甚好。

[方　剂] 香蕉500克，黑芝麻25克。

［制用法］用香蕉蘸炒半熟的黑芝麻嚼吃。每日分3次吃完。

［功　效］润肠通便。

贴心提示

（1）香蕉为芭蕉科植物，热带地区广泛栽培食用。香蕉味香、富于营养，终年可收获，在温带地区也很受重视。

（2）香蕉是人们喜爱的水果之一，欧洲人因它能解除忧郁而称它为"快乐水果"，而且香蕉还是女孩子们钟爱的减肥佳果。香蕉又被称为"智慧之果"，传说是因为佛祖释迦牟尼吃了香蕉而获得智慧。香蕉营养高、热量低，含有称为"智慧之盐"的磷，又有丰富的蛋白质、糖、钾、维生素A和维生素C，同时膳食纤维也多，是相当好的营养食品。

（3）香蕉适合口干烦躁、咽干喉痛者，大便干燥、痔疮、大便带血者，上消化道溃疡者，饮酒过量而宿醉未解者，高血压、冠心病、动脉硬化者。脾胃虚寒、便溏腹泻者不宜多食、生食，急慢性肾炎及肾功能不全者忌食。要注意没熟透的香蕉会加重便秘。

3 生花生仁治便秘

据山东济宁市第一人民医院苗某某介绍，服用此方大多在第2~3天大便开始变软易解，以后坚持长期服用，并根据大便质地适当增减原用量，以不稀薄为度。临床治疗获满意疗效。

［方　剂］生花生仁30克（1次量）。

［制用法］空腹咀嚼生吃，早、晚各1次。忌食辛辣及饮酒。

［功　效］润肠通便。用治大便干燥费力，大便间隔时间延长的习惯性便秘。

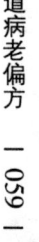

贴心提示

（1）花生也叫做花生米，又名落花生、地果、唐人豆。花生长于滋养补益，可延年益寿，所以民间又称"长生果"，并且和黄豆一样被誉为"植物肉"、"素中之荤"。

（2）花生的营养价值比粮食类高，可与鸡蛋媲美。花生也是一味中药，适用营养不良、脾胃失调、咳嗽痰喘、乳汁缺少等症。

（3）花生性味甘、平，归入脾、肺经。功能作用：健脾和胃，利肾去水，理气通乳，治诸血证。

4 升润法治疗虚证便秘

马某某，男，72岁，1983年11月20日就诊。患便秘多年，大便5~6天一行，便秘甚时需服麻仁丸。使用本方之后，并加以饮食调养，2年未复发。

[方　剂] 黄芪、当归、炙甘草各20克，升麻、防风各10克。
[制用法] 水煎服，每日1剂。

贴心提示

（1）炙甘草性味甘，平，归心、脾、肺、胃经。功能与主治：补脾和胃，益气复脉。用于脾胃虚弱，倦怠乏力，心动悸，脉结代。

（2）炙甘草使用时要注意，本品味甘，能助湿壅气，令人中满，故湿盛而胸腹胀满及呕吐者忌服。反大戟、芫花、甘遂、海藻。久服较大剂量的炙甘草，易于引起水肿、血压升高等，使用时应当注意。

5 益气润肠治习惯性便秘

邱某某，男，78岁，市民。反复发作便秘、腹胀5年余，用中西药物时，吃药后仅缓解一时，过后症状如故。食后腹胀甚，微咳气喘，无烟酒嗜好，有时便次间隔5～7天，粪质硬结，艰涩不爽，常因此不敢多进食。形瘦面悴，脉细涩，苔薄白，舌淡红而质瘦，使用本方之后2年，便秘基本未复发。

［方　剂］炙黄芪15克，潞党参15克，炒白术30克，当归15克，熟地30克，升麻6克，炒枳壳6克，柏子仁10克，郁李仁6克，肉苁蓉10克，桔梗10克，火麻仁10克，桃仁10克，杏仁10克，松子仁10克，橘红6克，沉香3克，天花粉10克。

［制用法］每日1剂，水煎3次，分3次服。1个月为1个疗程。亦可制丸服。

［功　效］益气助运，生津润肠。

贴心提示

（1）炙黄芪为黄芪的炮制加工品。制法：取黄芪片，照蜜炙法炒至不粘手。性味甘，温，归肺、脾经。功效：益气补中。用于气虚乏力，食少便溏。

（2）党参为植物党参和中药材的统称。党参含多种糖类、酚类、甾醇、挥发油、黄芩素葡萄糖甙、皂甙及微量生物碱，具有增强免疫力、扩张血管、降压、改善微循环、增强造血功能等作用。此外，对化疗、放疗引起的白细胞下降有提升作用。

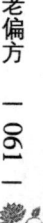

⑥ 大蒜头治腹泻不止

这个偏方一直都在民间流传，经过很多患者反映，效果理想。

［方　剂］大蒜2头。

［制用法］烧灰存性，煮水服之。

［功　效］解毒，消炎。

贴心提示

（1）大蒜，多年生草本植物，百合科葱属。地下鳞茎分瓣，按皮色不同分为紫皮种和白皮种。辛辣，有刺激性气味，可食用或供调味，亦可入药。

（2）食疗作用，大蒜味辛、性温，入脾、胃、肺经。具有温中消食、行滞气、暖脾胃、消积、解毒、杀虫的功效。主治：饮食积滞、脘腹冷痛、水肿胀满、泄泻、痢疾、疟疾、百日咳、痈疽肿毒、白秃癣疮、蛇虫咬伤以及钩虫、蛲虫等病症。

（3）注意事项：大蒜性温，阴虚火旺及慢性胃炎溃疡病患者应慎食。

⑦ 苹果汤润肠胃

钱某某，男，76岁，常食用此方，肠胃通便。

［方　剂］苹果，瘦猪肉。

［制用法］苹果2个切块，用两碗水先煮，水沸后加入猪肉200克（切片），直煮至猪肉熟透，调味服食，久食有益。

［功　效］生津止渴，润肠健胃。治疗肠胃不适及消化不良。

贴心提示

（1）苹果味甜或略酸，是常见水果，具有丰富营养成分，有食疗、辅助治疗功能。其性味甘酸而平，微咸，无毒，具有生津止渴、益脾止泻、和胃降逆的功效。

（2）吃苹果既能减肥，又能帮助消化。且苹果中含有多种维生素、矿物质、糖类、脂肪等，是构成大脑必需的营养成分。

（3）苹果一般大多数人都可以食用。但是要注意不宜人群：溃疡性结肠炎的患者。白细胞减少症患者，前列腺肥大患者，冠心病、心肌梗死、肾病者慎吃。

8 橘枣饮治消化不良

老赵，长期消化不良，一天老伴为他找到这个橘枣饮的偏方，效果不错。据《老年报》介绍该方效果良好。

[方　剂] 橘皮10克（干品3克），大枣10枚。

[制用法] 先将红枣用锅炒焦，然后同橘皮放于杯中，以沸水冲沏约10分钟后可饮。

[功　效] 调中，醒胃。饭前饮可治食欲不振，饭后饮可治消化不良。

贴心提示

（1）橘皮，又称为陈皮，为芸香科植物橘及其栽培变种的成熟果皮。秋末冬初果实成熟时采收果皮。晒干或低温干燥，生用。

（2）橘皮味辛而微苦，温，入脾、肺经。功能主治：理气调中，燥湿化痰，可用于治疗脾胃气滞，脘腹胀满，呕吐，或湿浊中阻所致胸闷、纳呆、便溏，但阴津亏损、内有实热者慎用。

（3）红枣富含蛋白质、脂肪、糖类、胡萝卜素、B族维生素、维生素C、维生素P以及钙、磷、铁和环磷酸腺苷等营养成分。其中维生素C的含量在果品中名列前茅，有维生素王之美称。有补中益气、养血安神的作用。用于脾虚食少，乏力便溏，妇人脏躁。

9 秫米枣丸治腹痛腹泻

赵某，男，36岁，患腹泻，并带有腹痛感，先用西药治，未愈，后用此方，症退。

[方　剂] 红高粱米120克，黑豆60克，大枣30克，神曲40克。

[制用法] 大枣煮熟去核，其他3味研成细粉，加适量枣与汤调和，捏成饼，蒸熟，焙干，轧成细粉，置砂锅内炒成黄黑色，用蜂蜜少许调捏成丸，每丸8克。晚饭后服4丸，白水送下。

[功　效] 红高粱味甘涩，温中，燥湿，收敛；黑豆除热下淤，解毒止痛；大枣健脾和胃，止泻安神；神曲则有健脾进食之功。4味配伍对治疗腹痛腹泻或胃气不和、刺痛吐酸有较好疗效。

贴心提示

（1）高粱米是高粱碾去皮层后的颗粒状成品粮。高粱又称红粮、蜀黍，古称蜀秫。在谷物中，高粱蛋白质中赖氨酸含量最低，因而蛋白质的质量也最差；高粱的烟酸含量也不如玉米多，但却能为人体所吸收。因此，以高粱为主食的地区很少发生"癞皮病"。

（2）高粱味甘、涩，性温，入脾、胃经。具有和胃、消积、温中、涩肠胃、止霍乱的功效。主治脾虚湿困、消化不良及湿热下痢、小便不利等症。

（3）一般人都可食用，适宜小儿消化不良时服食；适宜于脾胃气虚、大便溏薄之人食用；黏性较强的高粱，适宜于肺结核患者食用。糖尿病患者应禁食高粱；大便燥结以及便秘者应少食或不食高粱。

⑩ 烤馒头治胃酸腹泻

老张，胃部不适多年，老伴给他寻来这个偏方，试用之后，效果不错。《家庭保健》杂志介绍疗效理想。

[方　剂] 馒头1个。

[制用法] 将馒头置于烤架上，放在炉上慢烤，烤至焦黄色，只吃馒头的焦外皮。早、晚各吃1次。

[功　效] 用治胃酸多、消化不良的腹泻。其道理和某些胃肠道疾病患者服用活性炭相同。

贴心提示

（1）馒头是我国的传统面食，是把面粉加水、糖等调匀，发酵后蒸熟而成的食品，成品外形为半球形或长条。味道可口松软，营养丰富，是餐桌上必不可少的主食之一。

（2）馒头的主要功效：有利于保护胃肠道，胃酸过多、胀肚、消化不良而致腹泻的人吃烤馒头，会感到舒服并减轻症状。

⑪ 焦米粥宜脾胃止泄泻

据《家庭医学》杂志推荐该方，读者反映效果理想。

[方　剂] 白粳米100克。

[制用法] 将米炒焦，加水煮作粥。可任意食用。

[功　效] 用治脾虚泄泻，水泻或稀便日达数次且不思饮食。

[备　注] 白粳米饭锅粑（焦饭）再炒成炭，研细，每服5克，温水送服，亦有上述功效。

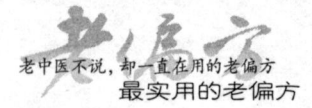

> **贴心提示**

粳米是我国南方人民的主食，含有大量糖类，约占 79%，是热量的主要来源。粳米，是粳稻的种仁，又称大米。其味甘淡，性平和，每日食用，是滋补之物，尤其有健胃的作用。

12 山药大枣粥治慢性腹泻

张某某，男，35岁，患病多年不愈，经服此方好转，坚持治疗后痊愈。

[方　剂] 山药30克，大枣10枚，薏苡仁20克，糯米30克，干姜3片，红糖15克。

[制用法] 按常法共同做粥。每日分3次服下，连续服用半月至愈。

[功　效] 补益脾胃。用治脾胃虚弱引起的慢性腹泻，症见久泻不愈，时发时止，大便溏稀，四肢乏力。

> **贴心提示**

（1）山药块根含淀粉和蛋白质，可以吃。栽种者称家山药，野生白薯称野山药；中药材称淮山、淮山药、怀山药等。因其营养丰富，自古以来就被视为物美价廉的补虚佳品，既可作主粮，又可作蔬菜，还可以制成糖葫芦之类的小吃。

（2）山药质地细腻，味道香甜，不过，山药皮容易导致皮肤过敏，所以最好削皮食用，并且削完山药的手不要乱碰，马上多洗几遍手，要不然就会抓哪儿哪儿痒。好的山药外皮无伤，带黏液，断层雪白，黏液多，水分少。皮可鲜炒，或晒干煎汤、煮粥。去皮食用，以免产生麻、刺等异常口感。

⑬ 莱菔山楂粥治急性腹泻

王某,男33岁,患急性腹泻,用此方治愈。

[方　剂] 莱菔子15克,山楂20克,生姜3片,红糖15克,大米250克。

[制用法] 先将莱菔子、山楂、姜片加水适量煎煮40分钟,去渣取其汁液,放入淘洗净的大米煮作粥,临熟时下红糖调味。1日内分3次服下,可连服5日。

[功　效] 用治因饮食不节所致的急性腹泻。

> **贴心提示**
>
> (1)莱菔子又名萝卜子、萝白子、菜头子等,为十字花科植物萝卜的成熟种子。性平,味辛、甘,入脾、胃、肺经,能消食除胀,功效显著,有"冲墙倒壁"之称。可用于治疗饮食停滞、脘腹胀痛、大便秘结、积滞泻痢、痰壅喘咳等。
>
> (2)要注意:莱菔子辛散耗气,故气虚无食积、痰滞者慎用。不宜与人参同用。

⑭ 野鸡肉馅馄饨治泄泻

赵某某,男,13岁,患腹泻,用此方痊愈。

[方　剂] 野鸡肉、葱、姜、花椒粉、盐、面粉各适量,怀山药50克。

[制用法] 野鸡肉剁成肉泥,放入葱姜末、花椒粉及盐,搅拌匀成馄饨馅。面粉加水和面擀成馄饨皮,包馅备用。锅内水中加怀山药煮沸5~10分钟,下馄饨煮熟。食用。

［功　效］补益脾胃。治疗脾胃气虚而致的泄泻。

> **贴心提示**
>
> （1）雉鸡以其外貌美观、鸡肉坚实而细嫩、味道鲜美而营养丰富以及生长速度快、抗病力强等优点而备受人们的欢迎。
>
> （2）但是要注意野鸡肉不宜与核桃、木耳同食。

15　炮姜粥治腹泻

《老年报》介绍，效果极佳。

［方　剂］炮姜6克，白术15克，花椒和大料少许，糯米30克。

［制用法］上述前4味共装在纱布包里，先煮20分钟，然后下糯米煮作粥。每日分3次服食，连服1～2周。

［功　效］用于因受寒湿而引致的腹泻，症见大便清稀如水、脘腹胀满、四肢无力。

> **贴心提示**
>
> （1）炮姜，止血药，本品呈不规则膨胀的块状，具指状分支。表面棕黑色或棕褐色。质轻，断面边缘处显棕黑色，中心棕黄色，细颗粒性，维管束散在。气香、特异，味微辛、辣。分布于全国各地。冬季采挖。去净茎叶、须根及泥沙，晒干后经炮制而成。
>
> （2）白术多年生草本，喜凉爽气候，以根茎入药，具有多项药用功能。功效主治：健脾益气，燥湿利水，止汗，安胎。用于脾虚食少，腹胀泄泻，痰饮眩悸，水肿，自汗，胎动不安等症状。

16 焦黄米糕消宿食止腹泻

焦某，男，32岁，患腹泻用此方，泻止。

[方　剂] 黄米。

[制用法] 将黄米碾成面，按常法蒸成黄米糕，晾凉，切成一指厚的薄片，放在将尽的灰火中煨焦黄，取出研面。每日2次，每次15克，开水送下，连服2～3日有效。

[功　效] 对肠胃功能薄弱，饮食稍有不当即致腹痛作泻的患者有较好的疗效。

[备　注] 消化不良者应少食黄米糕或以不食为佳。因为糕性黏腻，难于消化，多吃可致腹泻。这是多食则泻、少食则补的功效。

贴心提示

（1）黄米又称黍、糜子、夏小米，原产中国北方，是古代黄河流域重要的粮食作物之一。黄米的综合营养价值高于小麦和大米，特别是黄米对人体具有明显的保健功效，黄米富含蛋白质、糖类、B族维生素、维生素E、锌、铜、锰等营养元素，具有益阴、利肺、利大肠之功效。

（2）黄米一般人群均可食用，适宜于体弱多病、面生疔疮者食用；适宜阳盛阴虚、夜不得眠、久泄胃弱、疔冻疮、疥疮、毒热、毒肿者食用。身体燥热者禁食。

17 野菊花灌汤剂治肠炎

陆某某，男，60岁。就诊日期：1975年3月10日。患者腹痛腹泻，时发时止，

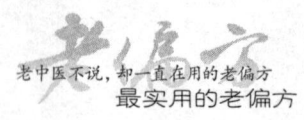

已5~6年，曾住院检查诊为慢性肠炎。近来加重，大便带黏液，每日4~5次。服黄连素无效，予本方灌肠治疗，1个疗程后腹痛缓解，大便成形、每日1次，黏液消失而愈。

［方　　剂］野菊花10~30克。

［加　　减］如大便带脓血者加茶叶（绿茶）5~15克同煎。

［制用法］煎汤去渣，煎液100~300毫升，待温至38~40℃，排空大便，插入橡皮导管20厘米左右，保留灌肠，每晚睡前1次，最好能保留4小时以上，连灌2周为1个疗程。

［功　　效］慢性肠炎、肠功能紊乱之湿热留恋者，症见慢性腹泻经久不愈、腹痛、大便带黏液者。

贴心提示

（1）野菊花为菊科多年生草本植物野菊的头状花序，外形与菊花相似，野生于山坡草地、田边路旁。以色黄无梗、完整、气香、花未全开者为佳。

（2）野菊花可广泛用于治疗疔疮痈肿、咽喉肿痛、风火赤眼、头痛眩晕等病症。同时又有很好的降压作用，可用于高血压病的辅助治疗。

（3）注意禁忌：脾胃虚寒者、孕妇慎用。野菊花清热解毒，茶叶收敛止泻。脾肾两虚之五更泄泻疗效不佳。

18　归芍莱菔汤治肠道疾病

病例一：王某，男，34岁，农民，1980年8月5日初诊。患泄泻下痢4载，每于夏秋反复，经治疗无效。表现：下痢糊状大便，味腐臭，时呈红棕色豆瓣酱状，挟带少量脓血，里急后重，日夜两行，脐周及左下腹钝痛，舌红、苔淡黄，脉沉细滑。大便镜检红细胞（+++），脓细胞（++），发现阿米巴滋养体。方予归芍莱菔汤加马齿苋30克，并配用鸦胆子3克，用桂圆肉包裹成胶囊状，用上药液送服。9剂诸恙皆除。再以原法配香砂六君子丸调理而愈。随访9年，无复发，多次检查大便常规均正常。病例二：黄某，女，32岁，工人，1979年6月2日初诊，自诉于1976年5月初，因误食不洁之物而致腹痛，里急后重，大便带有红白黏冻，日间3～4次，肛周及外阴俱痒，屡用消炎、杀菌、解毒等法治疗3年，疗效不佳，病情无明显好转。大便多次化验真菌阳性。表现：形体消瘦，头晕目眩，口干晨苦，舌苔白，脉沉细弦。拟归芍莱菔汤加黄连、荆芥、艾叶炭、贯众各10克，连服23剂，腹痛已止，余症皆轻。药已显效，乘势驱疴，续进上方1剂，症消病愈。随访至今未复发。

[方　剂] 当归120克，白芍60克，甘草、槟榔、枳壳、车前子各10克，莱菔子30克。

[制用法] 水煎服。

[功　效] 养阴清热，健脾利湿，疏肝理气，行血止痛。

贴心提示

（1）当归的根可入药，是最常用的中药之一。是伞形科草本植物当归的根，产于甘肃、陕西、四川等省。秋末采挖，去须根、泥沙，烟火熏干。切片生用，或酒炒用。当归性味甘、辛，性温。能补血，活血，调经，止痛，润肠。

（2）注意事项：月经过多、有出血倾向、阴虚内热、大便溏泄者均不宜服用。用药不当会加重出血、腹泻等症状。热盛出血患者禁服，湿盛中满及大便溏泄者慎服。

19 苦参液灌肠治慢性结肠炎

潘某某，女，38岁，农民，患慢性结肠炎8年之久，常昼夜腹泻、腹痛，尤以夜间为甚，不论春夏秋冬，患者痛苦难忍，并明显消瘦、乏力、面色萎黄，服中西药乏效。后喜得此方，如法应用，连用2个疗程，腹不痛，大便成形而愈。

[方　剂] 苦参30克。

[制用法] 将苦参加水500毫升，文火煎至80～100毫升，每晚临睡前保留灌肠。据直肠镜检病变部位的深浅而定灌肠时的深浅，如部位较高时，灌完后把臀部抬高些，以便药液充分流入。灌完睡觉，防止药液流出，第2天排便。灌肠期间忌食生冷、辛辣、油腻食物。7天为1个疗程，休息2天再做第2个疗程。

[疗　效] 笔者用此法治疗10例慢性结肠炎。3～4个疗程痊愈者6例；大便次数减少，黏液减少，腹痛消失3例；1例因未忌口，饮食不当引起复发。

贴心提示

（1）苦参为多年生落叶亚灌木植物苦参的根。在中国各地均产。每年春、秋两季采收入药用。性味苦，寒；归肝、肾、大肠、小肠、膀胱、心经。

（2）苦参功能主治：清热燥湿，杀虫，利尿。用于热痢，便血，黄疸尿闭，赤白带下，阴肿阴痒，湿疹，湿疮，皮肤瘙痒，疥癣麻风；外治滴虫性阴道炎。

（3）注意：脾胃虚寒者忌服。胃弱者慎用。久服能损肾气，肝、肾虚而无大热者勿服。

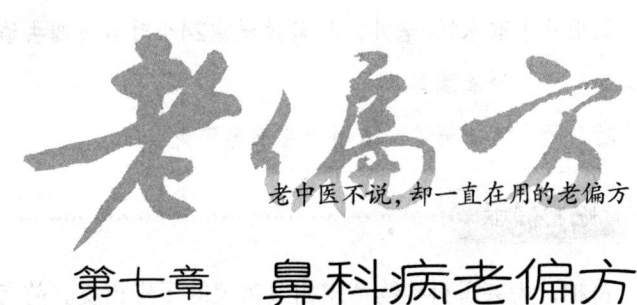

第七章 鼻科病老偏方

1 黄柏方疗鼻窦炎

用本方治疗鼻窦炎患者23例，16例痊愈，7例好转，药简而效愿，值得推广应用。

[方　剂] 黄柏10克。

[制用法] 取水100毫升，将黄柏浸泡24小时后过滤去渣，煮沸消毒即成。以浸液滴鼻。

[功　效] 清热解毒。适用于急性鼻窦炎。

贴心提示

黄柏，为芸香科植物黄皮树或黄檗的干燥树皮。前者习称"川黄柏"，后者习称"关黄柏"。性味归经：苦，寒；归肾、膀胱、大肠经。黄柏可入药，有清热燥湿、泻火除蒸、解毒疗疮之功效。

2 辛夷花散塞鼻治鼻窦炎

用本方治疗鼻窦炎，效果良好，一般2～3个疗程即可痊愈。

[方　剂] 辛荑花15克，白芷、苍耳子各10克，桂枝5克。

[制用法] 将上药烘干研末过筛，装瓶备用。每天晚饭后取药末1克，1寸见方双层纱布2块，将药末分包成2个药球，以棉纱扎紧，并留线头1寸左右，先塞1个药球于一侧鼻孔，用另一鼻孔呼吸；1小时后将药球拉出，将另一药球塞入对侧鼻孔。一般5天左右即见好转。10天为1个疗程，轻者2个疗程可愈，重者亦可减轻诸症。

[功　效] 治鼻窦炎有良效。

[备　注] 使用此药容易出现打喷嚏及鼻涕增多现象，药球每随喷嚏而出，重新塞入即可。

> **贴心提示**

（1）辛夷花，又名迎春花、春花、木笔花，为木兰科植物辛夷的花蕾。在早春花蕾未开放时采摘，剪去枝梗，烘干或晒干即可。

（2）辛夷花性味：辛，温，入肺、胃经。有散风寒、通鼻窍之功。辛夷花气薄，尤长于走肺经而开郁通窍，为治鼻渊或各种原因引起的头痛鼻塞等病症的要药。《本草纲目》中记载："辛夷之辛温，走气而入肺，能助胃中清阳上行，所以能温中，去面目鼻之病。"

3 丝瓜藤消炎通络

据《新中医》介绍，本方效果良好，值得推广。

[方　剂] 丝瓜藤200克。
[制用法] 焙干，开水冲服，每次6克，每日3次。
[功　效] 清热、消炎、通络。适用于慢性鼻窦炎。

> **贴心提示**

丝瓜藤性味：苦，微寒，小毒；归经：入心、脾、肾三经。主治：舒筋，活血，健脾，杀虫。治腰膝四肢麻木，月经不调，水肿，齿露，鼻渊，牙宣。

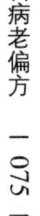

4 蜂房治急性鼻窦炎

杨某某，患急性鼻窦炎，经用本方后治愈。

[方　剂] 蜂房不拘量。

[制用法] 将蜂房洗干净，撕成小块，放于口中嚼烂，吐渣咽液。每日3次，每次嚼1小块即可。

[功　效] 清热解毒。适用于急性鼻窦炎。

贴心提示

蜜蜂用分泌的蜂蜡造成六角形的巢，是蜜蜂产卵和储藏蜂蜜的地方。体轻，质韧，略有弹性。气微，味辛淡。质酥脆或坚硬者不可供药用。性味归经：甘，平，归胃经。有祛风、攻毒、杀虫、止痛、抗过敏功效。主治：龋齿牙痛，疮疡肿毒，乳痈，瘰疬，皮肤顽癣，鹅掌风，过敏性体质。

5 辛夷苍耳白芷治鼻窦炎

用本方治疗鼻窦炎患者37例，其中20例痊愈，15例好转，2例无效。

[方　剂] 辛夷花15克，苍耳子15克，白芷9克。

[制用法] 上药研成粉末，卷入纸捻中，用火点燃，发出浓烟，患者拿药捻徐徐吸入鼻中，反复吸5~10分钟，早、晚各1次。

[功　效] 通肺窍，散风寒。适用于慢性鼻窦炎。

贴心提示

（1）辛夷是中药药材，是辛夷树（即玉兰）的干燥花蕾。玉兰属木兰科，落叶乔木，高数丈，木有香气。

（2）辛夷性味：辛，温。归经：入肺、胃经。辛夷有散风寒的功效，用于治鼻炎，降血压，治头痛，鼻渊，鼻塞不通，齿痛。《本草纲目》记载："辛夷之辛温走气而入肺，能助胃中清阳上行通于天，所以能温中，治头面目鼻之病。"

6 外用蒜液治鼻炎

据《新中医》介绍，使用本方治疗鼻炎患者普遍反映效果较佳。

[方　剂]大蒜（选紫皮蒜最佳）。

[制用法]蒜洗净，捣烂如泥，过滤取其汁，与生理盐水配成40％大蒜液，或与甘油配成50％大蒜油。同时以棉卷蘸液涂布鼻腔内，每日3次。

[功　效]治萎缩性鼻炎。症见头痛、鼻塞、嗅觉减退或消失、鼻腔内有黄绿色痂皮附着、鼻干、流涕或黄绿色鼻涕、出血等。

贴心提示

（1）大蒜，多年生草本植物，百合科葱属。地下鳞茎分瓣，按皮色不同分为紫皮种和白皮种。辛辣，有刺激性气味，可食用或供调味，亦可入药。

（2）大蒜味辛，性温。入脾、胃、肺经，具有温中消食、行滞气、暖脾胃、消积、解毒、杀虫的功效。主治：饮食积滞，脘腹冷痛，水肿胀满，泄泻，痢疾，疟疾，百日咳，痈疽肿毒，白秃癣疮，蛇虫咬伤以及钩虫病、蛲虫病。

7 苍耳油方治鼻炎

本方引自1988年《黑龙江中西药》(1)。治疗51例，显效29例，好转16例，无效6例，总有效率为88.23%，但对肥厚性鼻炎效果一般。

[方　　剂] 苍耳子15～20粒，豆油50克。

[制用法] 将苍耳子炒后，再将沸腾无沫后的豆油放苍耳子，至苍耳子煎至黑色焦状为止，再用纱布过滤。将过滤后的药油浸泡纱布条（约1厘米×4厘米）备用。取油纱条放置在双下鼻甲上，隔日或1日涂药1次，也可用此药油滴鼻，1日1次。

[功　　效] 祛风、消炎、通窍。适用于慢性单纯性鼻炎、过敏性鼻炎及肥厚性鼻炎。

贴心提示

（1）苍耳子属于常用中草药。苍耳子味辛、苦，性温，有毒，归肺经。具有散风除湿、通窍止痛的功能。

（2）苍耳草或全草亦可药用，但苍耳为有毒植物，以果实为最毒，使用须严格遵照医嘱。

8 生姜苏叶葱白治慢性鼻炎

老李患有慢性鼻炎多年，经人介绍使用此方之后效果较佳。

[方　　剂] 苏叶10克，葱白10克，生姜10克。

[制用法] 水煎服，每日3次。

贴心提示

苏叶，中药，为唇形科植物皱紫苏、尖紫苏等的叶。处方用名：紫苏、紫苏叶。性味：辛，温。归经：入肺经、脾经。功能：散寒解表，理气宽中。主治：用于风寒感冒，头痛，咳嗽，胸腹胀满。

9 祛风宣肺汤治鼻炎

方某某,女,30岁。3年来每春秋季节令凉即感鼻塞、鼻痒、喷嚏多、流清涕。这次发作3周,五官科诊为过敏性鼻炎。用氯苯那敏、点扑麻合剂时有效,停药则加重。予本方治疗,3天后症状减轻,连用1周后缓解。

[方　剂] 苍耳子15克,炙麻黄9克,辛夷9克,蝉衣15克,甘草9克。

[加　减] 头痛者加白芷10克,涕多黄黏者加黄芩15克。

[制用法] 煎2遍和匀,每日3次分服。

[功　效] 祛风通窍,宣肺通利。

[备　注] 避风寒及接触过敏物质,发作时及早服药。

贴心提示

(1) 苍耳子属于常用中草药,具有散风、除湿、通窍等功效。分类:解表药,止痛药,宣肺药。性味:味苦、辛,性温,小毒。

(2) 苍耳子草药有剧烈的毒性,不可以自己随便作为药服用,必须严格遵照医嘱。

10 葱须蔓荆子疏风通窍治鼻炎

用本方治疗鼻炎患者76例,58例痊愈,16例好转,2例无效。

[方　剂] 葱须20克,蔓荆子15克,薄荷6克。

[制用法] 水煎服,每日3次。

[功　效] 疏风清热,通窍。适用于慢性鼻炎。

> **贴心提示**

（1）蔓荆子来源为马鞭草科植物单叶蔓荆的果实。生于海边、河湖沙滩上。主产于山东、江西、浙江、福建。

（2）蔓荆子性味归经：辛、苦，微寒，归膀胱、肝、胃经。功效：疏散风热，清利头目。用于风热感冒头痛、齿龈肿痛、目赤多泪、目暗不明、头晕目眩等症状。

⑪ 桂枝白芍治过敏性鼻炎

黄某某，女，33岁，患过敏性鼻炎1年有余，症状时轻时重，后经人介绍，服用本方后痊愈。

［方　剂］桂枝9克，白芍9克，炙甘草3克，生姜3片，大枣5枚。

［制用法］水煎服，每日2次。

［功　效］疏风解表，散寒通窍。适用于过敏性鼻炎。

> **贴心提示**

（1）桂枝，为樟科常绿乔木植物肉桂的干燥嫩枝。主产于广西、广东及云南等地。春、夏季剪下嫩枝，晒干或阴干，切成薄片或小段用。

（2）桂枝性味归经：辛、甘，温，归心、肺、膀胱经（发汗力较弱）。有发汗解肌、温经通脉、助阳化气、散寒止痛的功效。

（3）芍药性味归经：苦、酸，凉，入肝、脾经。但是要注意：虚寒腹痛泄泻者慎服。

杏仁苏叶治过敏性鼻炎

老刘患有过敏性鼻炎多年，使用本方之后，效果很好。

[方　剂] 杏仁9克，苏叶6克，桔梗6克，前胡6克。

[制用法] 水煎服，每日3次。

[功　效] 宣肺散寒。适用于过敏性鼻炎。

贴心提示

（1）甜杏仁性味：甘、辛。苦杏仁性味：苦、温。宣肺止咳，降气平喘，润肠通便，杀虫解毒。主治：咳嗽，喘促胸满，喉痹咽痛，肠燥便秘，虫毒疮疡。

（2）杏仁一般人群均可食用，有呼吸系统问题的人更适合；癌症患者以及术后放化疗的人适宜食用。婴儿慎服，阴虚咳嗽及泄痢便溏者禁服。

（3）苏叶，中药，为唇形科植物皱紫苏、尖紫苏等的叶。用于感冒风寒，发热恶寒，头痛鼻塞，兼见咳嗽或胸闷不舒者。本品能发散表寒，开宣肺气，可与生姜同用。

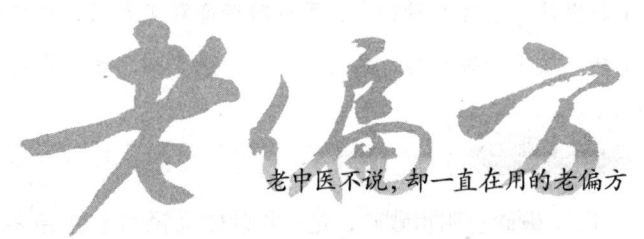

老中医不说，却一直在用的老偏方

第八章 眼病老偏方

1 硼砂冰片祛淤明目

李某，男，18岁，因与他人共用毛巾后发病，目赤、红肿，流泪畏光，用本方3日后好转，1周后痊愈。

[方　剂] 硼砂30克，冰片1克。
[制用法] 上药共研细末，用玻璃棒蘸药末点眼，每日3次。
[功　效] 芳香开窍，祛淤明目，消肿止痛。适用于急性结膜炎。

贴心提示

（1）硼砂也叫粗硼砂，是一种既软又轻的无色结晶物质。硼砂有着很多用途，我们熟悉的如消毒剂、保鲜防腐剂、软水剂、洗眼水、肥皂添加剂、陶瓷的釉料和玻璃原料等，在工业生产中硼砂也有着重要的作用。

（2）冰片，又名片脑、橘片、龙脑香、梅花冰片、羯布罗香、梅花脑、冰片脑、梅冰等，是龙脑香科植物龙脑香的树脂和挥发油加工品提取获得的结晶，是近乎于纯粹的右旋龙脑。亦有用化学方法合成。其可用于闭证神昏、目赤肿痛、喉痹口疮、疮疡肿痛、溃后不敛等。

2 蒲公英治流行性结膜炎

据《老年报》反映，本方疗效理想。

[方　剂] 鲜蒲公英500克。
[制用法] 水煎取水500毫升，250毫升作为内服，余下局部热敷。
[功　效] 清热，祛风，解毒。适用于流行性急性结膜炎。

> **贴心提示**

（1）蒲公英植物体中含有蒲公英醇、蒲公英素、胆碱、有机酸、菊糖等多种健康营养成分，有利尿、缓泻、退黄疸、利胆、清热解毒、消肿散结等功效。

（2）蒲公英同时含有蛋白质、脂肪、糖类、微量元素及维生素等，有丰富的营养价值，可生吃、炒食、做汤，是药食兼用的植物。性味：甘、微苦，寒。

③ 当归尾赤芍治过敏性结膜炎

据《新中医》介绍，此方效果良好。

[方　　剂] 当归尾12克，赤芍9克，生地12克，菊花12克，薄荷9克，夏枯草15克，大黄2克，荆芥9克，防风9克，甘草3克。
[制用法] 水煎服，每日3次。
[功　　效] 清热明目，祛风止痒。适用于过敏性结膜炎。

> **贴心提示**

（1）当归是伞形科植物，全当归补血活血，当归身补血，当归尾活血。性味：辛、甘，温。功效：活血破瘀，调经止痛。主治：月经不调，痛经，腹痛，跌打，疮疡。

（2）赤芍，中药名，性味归经：苦，微寒；归肝经。有行瘀、止痛、凉血、消肿之功效。主治：瘀滞经闭，疝瘕积聚，腹痛，胁痛，衄血，血痢，肠风下血，目赤，痈肿，跌扑损伤。

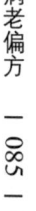

4 大黄公英车前子治结膜炎目赤红肿

季某，患结膜炎后目赤红肿，畏光流泪，分泌物增多，经服用本方后痊愈。

[方　剂] 大黄12克，公英20克，车前子20克。

[制用法] 水煎服，每日3次。

[功　效] 清热泻火，凉血消肿。适用于急性结膜炎目赤红肿者。

贴心提示

（1）大黄是多种蓼科大黄属的多年生植物的合称，也是中药材的名称。秋末茎叶枯萎或次春发芽前采挖。除去细根，刮去外皮，切瓣或段，绳穿成串干燥或直接干燥。中药大黄具有攻积滞、清湿热、泻火、凉血、祛瘀、解毒等功效。

（2）车前子为车前科植物车前的干燥成熟种子。夏、秋二季种子成熟时采收果穗，晒干，搓出种子，除去杂质。主产于黑龙江、辽宁、河北等地。本品性味甘、寒，入肾、膀胱、肝、肺经。功能有利水通淋，渗湿止泻，清肝明目，清热化痰，为常用药材。

5 谷精草决明子治沙眼

据《老年报》介绍，该方疗效确切，值得推广应用。

[方　剂] 谷精草10克，决明子10克，冬桑叶6克，菊花6克。

[制用法] 水煎服，每日1剂，代茶饮。

[功　效] 清热明目。适用于沙眼睑结膜充血明显（睑色红）者。

> **贴心提示**

（1）谷精草，一年生草本植物，须根细软稠密，叶基生长为披针状条形。主产于中国江苏苏州、宜兴、溧阳，浙江吴兴、湖州、桐乡，湖北黄冈、咸宁、孝感等地。

（2）中国多数地区以该种植物全草作谷精草入药，秋季开花结珠时采收，晒干。可疏散风热，明目退翳。用于肝经风热、目赤肿痛、目生翳障、风热头痛、夜盲症等。

6 灯心草祛湿明目

赵某某，女，25岁，患沙眼两年多，经使用本方后，畏光流泪症状明显好转，病情逐渐康复。

[方　剂] 菊花12克，灯心草6克，艾叶12克，黄柏12克。
[制用法] 水煎，趁热熏洗患眼。
[功　效] 清热祛湿明目。适用于沙眼、眼睑里滤泡乳头较多者。

> **贴心提示**

灯心草是多年生草本水生植物，褐黄色蒴果，卵形或椭圆形，种子黄色呈倒卵形。灯心草也是药用植物，其茎髓或全草入药具有清热、利水渗湿之功效，可用于淋病、水肿、心烦不寐、喉痹、创伤等症。

7 车前子黄连治沙眼干涩隐痛

用本方治疗沙眼患者28例，痊愈19例，好转9例。

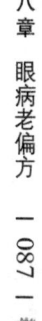

[方　剂] 车前子30克，黄连30克。

[制用法] 上药共研细末，每次服4克，每日服3次。

[功　效] 清热利湿。适用于沙眼干涩隐痛者。

> **贴心提示**

（1）车前子性味甘寒，入肾、膀胱、肝、肺经，功能利水通淋、渗湿止泻、清肝明目、清热化痰，为常用药材。

（2）黄连根苦，寒，无毒，归心、脾、胃、肝、胆、大肠经。功效：清热燥湿，泻火解毒。用于湿热痞满，呕吐吞酸，泻痢，黄疸，高热神昏，心火亢盛，心烦不寐，血热吐衄，目赤，牙痛，消渴，痈肿疔疮；外治湿疹，湿疮，耳道流脓。

8 胆矾白矾瓦松治沙眼涩痛

李某某，常年沙眼涩痛，经人介绍使用本方，效果很好。

[方　剂] 胆矾6克，白矾9克，瓦松30克，鸡苦胆1个。

[制用法] 清水浸泡上药24小时后洗眼。

[功　效] 清热，祛湿，解毒。适用于沙眼涩痛，分泌物多者。

> **贴心提示**

（1）胆矾具有催吐，祛腐，解毒，治风痰壅塞、喉痹、癫痫、牙疳、口疮、烂弦风眼、痔疮、肿毒的功效，并且有一定的不良反应。《本经》中记载："主明目，目痛，金疮，诸痫痉，女子阴蚀痛，石淋，寒热，崩中下血，诸邪毒气。"

（2）白矾为矿物明矾石经加工提炼而成的结晶。性味：酸涩，寒，有毒。归经：肺、脾、肝、大肠、膀胱经。功效：消痰，燥湿，止泻，止血，解毒，杀虫。

9 生熟地治老年性白内障

据《陕西中医》杂志介绍,使用本方治疗老年性白内障,疗效确切,值得推广。

[方　剂]生地12克,熟地12克,茯苓12克,山药12克,泽泻6克,石决明24克,珍珠母20克,山萸肉10克,枸杞子10克。

[制用法]水煎服,每日2次。

[功　效]补益肝肾。适用于老年性白内障。

贴心提示

（1）生地也叫生地黄,玄参科多年生草本植物地黄的新鲜或干燥的块根。主产于我国河南、河北、内蒙古及东北,大部分地区有栽培。秋季采挖,鲜用或干燥切片生用。生地黄有清热凉血、益阴生津之功效。

（2）熟地为玄参科植物地黄的块根,又名熟地黄或伏地,经加工炮制而成。通常以酒、砂仁、陈皮为辅料经反复蒸晒,至内外色黑、油润,质地柔软黏腻。切片用,或炒炭用,是一种上好中药材,具有补血滋阴功效,可用于血虚萎黄、眩晕、心悸失眠、月经不调、崩漏等症。

10 石决明治老年性白内障

老白,患有老年性白内障多年,服用本方效果不错。

[方　剂]石决明100克,细辛20克,山药50克,茺蔚子50克,人参50克,车前子50克,柏子仁50克。

[制用法]上药共研为细末,炼蜜为丸重15克,每次服1丸,每日2次。

[功　效]清热平肝。适用于口苦、咽干、尿黄之白内障。

贴心提示

（1）石决明为常用中药，《名医别录》列为上品。为鲍科动物杂色鲍、皱纹盘鲍、耳鲍、羊鲍等的贝壳。有平肝清热、明目去翳的功效。

（2）细辛是一种中药，可祛风、散寒、行水、开窍。用于治风冷头痛、鼻渊、齿痛、痰饮咳逆、风湿痹痛等症。

11 人参白术茯苓治老年性白内障

此方在老年性白内障患者中流传甚广，很多人使用之后，效果较佳。

[方　剂] 人参6克，白术6克，茯苓18克，甘草3克，黄芪15克，山药15克。

[制用法] 水煎服，每日2次。

[功　效] 补益肝肾。适用于老年性白内障。

贴心提示

（1）人参，多年生草本植物，由于根部肥大，形若纺锤，常有分叉，全貌颇似人的头、手、足和四肢，故而称为人参。古代人参的雅称为黄精、地精、神草。人参被人们称为"百草之王"，是闻名遐迩的"东北三宝"（人参、貂皮、鹿茸）之一，是驰名中外、老幼皆知的名贵药材。

（2）白术为多年生草本植物，喜凉爽气候，以根茎入药，具有多项药用功能。性味归经：苦、甘、温，归脾、胃经。具有健脾益气、燥湿利水、止汗、安胎的功效。用于脾虚食少、腹胀泄泻、痰饮眩悸、水肿、自汗、胎动不安等症。

黄精珍珠母治白内障

用本方治疗白内障患者30例,18例痊愈,9例好转,3例无效。

[方　剂]黄精15克,珍珠母18克,菊花3克,枸杞子9克,陈皮9克,红糖适量。

[制用法]水煎服,每日2次。

[功　效]补益肝肾,明目。适用于老年性白内障。

> **贴心提示**
>
> (1)黄精,又名老虎姜、鸡头参。为百合科植物滇黄精、黄精或多花黄精的干燥根茎。黄精以根茎入药。具有补气养阴、健脾、润肺、益肾之功效。用于治疗脾胃虚弱、体倦乏力、口干食少、肺虚燥咳、精血不足、内热消渴等症。
>
> (2)珍珠母,贝类珍珠层的粉末。性味归经:咸,寒,归肝、心经。药用部位:产珠贝类外壳。功效:平肝潜阳,安神定惊,清肝明目。

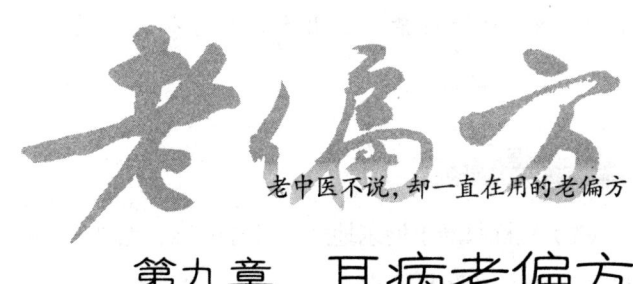

第九章 耳病老偏方

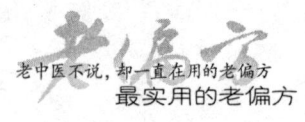

1 核桃肉补肾益精治耳鸣

广大患者反映此方效果良好。

［方　剂］核桃肉适量。

［制用法］每日3次，每次30克。

［功　效］补肾益精。适用于肾精亏损，耳鸣声细，夜间加重，腰膝酸软者。

贴心提示

（1）核桃原产于近东地区，又称胡桃、羌桃，与扁桃、腰果、榛子并称为世界著名的"四大干果"。既可以生食、炒食，也可以榨油、配制糕点、糖果等，不仅味美，而且营养价值很高，被誉为"万岁子"、"长寿果"。

（2）胡桃肉，味甘，气温，无毒，入肾经。润能生精，涩能止精，更益肾火，兼乌须发，愈石淋。实温补命门之药，能治愈腰疼。世人但知为食物，而不知用于补剂，它的食补功效很好。

2 丝瓜络银珠治化脓性中耳炎

高某某，男，8岁，患化脓性中耳炎，经人介绍使用该方后痊愈。

［方　剂］丝瓜络（烧炭存性）3克，银珠1克，硼砂1.5克，石菖蒲1.5克，冰片1克。

［制用法］共研细末。每次用少许吹耳，每日3次。

［功　效］清热消肿，通经止痛。适用于化脓性中耳炎。

> **贴心提示**

（1）丝瓜络为葫芦科植物丝瓜或粤丝瓜的成熟果实的维管束。原植物粤丝瓜又名"棱角丝瓜"。有通经活络、解毒消肿的功效。

（2）丝瓜络性味归经：甘、咸，凉，归肺、胃经。外用清热解毒，消肿，防腐；内服清肺化痰。用于急性扁桃体炎、咽喉炎、咽喉肿痛、口舌生疮、口腔炎、齿龈炎、中耳炎、目赤肿痛、汗斑等症。

（3）硼砂，药用，为五官科疾患的常用药。

3 蛇蜕方治中耳炎

张姥姥家的孙子患上了中耳炎，在使用本方之后，效果良好。

[方　剂] 蛇蜕30克，冰片0.5克。

[制用法] 将蛇蜕放在瓦片上焙黄，研细面，加冰片吹患耳。

[功　效] 清热解毒，消肿止痛。适用于急性中耳炎。

> **贴心提示**

（1）蛇蜕为游蛇科动物蜕下的干燥表皮膜。春末夏初或冬初采集，除去泥沙，干燥。性味归经：味甘，归肝经。具有祛风、定惊、解毒、退翳的功效。用于小儿惊风、抽搐痉挛、角膜出翳、喉痹、疔肿、皮肤瘙痒等症。

（2）冰片，又名片脑，是龙脑香科植物龙脑香的树脂和挥发油加工品提取获得的结晶，是近乎于纯粹的右旋龙脑。亦有用化学方法合成。其可用于闭证神昏、目赤肿痛、喉痹口疮、疮疡肿痛、溃后不敛等症。

4 硼砂川黄连治化脓性中耳炎

临床疗效确切，一般2~7天即可好转，1个月内基本痊愈。

[方　剂] 硼砂1克，川黄连1克，冰片1克。
[制用法] 共研细末，开水调和滴耳。
[功　效] 清热、消肿、止痛。适用于化脓性中耳炎。

贴心提示

（1）川黄连性寒味苦，属治中焦湿热之要药，与黄芩治上焦湿热、黄柏治下焦湿热一起，常称"三黄"。具有燥湿清热、泻火解毒的功能。

（2）在膏方中，除川黄连、黄芩、黄柏为常用的清热燥湿药外，还有胡黄连、龙胆草、苦参、秦皮等可以选用。

5 橘树叶治中耳炎

本药方治愈多名患者，都反映屡用效佳。

[方　剂] 橘子树嫩叶50克，香油适量。
[制用法] 将橘子树嫩叶捣烂，布包浸入香油内，取少许油滴耳。
[功　效] 祛湿化痰，理气止痛。适用于慢性中耳炎。

贴心提示

（1）橘叶为芸香科植物橘的叶或朱橘等多种橘类的叶，随时可采，晒干或鲜用。性味：苦，平。疏肝，行气，化痰，消肿毒。治胁痛，乳痈，肺痈，咳嗽，胸膈痞满，疝气。

（2）香油，又称"麻油"，是从芝麻中提炼出来的，具有特别香味，故称为香油。

6 露蜂房枯矾方祛湿解毒

患者反映使用本方之后，病情得到很大的改善，效果良好。

[方　剂] 露蜂房30克，枯矾6克，黄柏15克，冰片3克。

[制用法] 先将蜂房、黄柏焙黄，再加入冰片、枯矾共研细末。治疗时用过氧化氢液拭耳内脓液，然后将上药吹入耳内，每日2次。

[功　效] 清热，祛湿，解毒。适用于急性化脓性中耳炎。

> **贴心提示**
>
> （1）露蜂房又名蜂肠、蜂窠、百穿、紫金沙、蜂叶子。性味：甘，平，有毒。主要成分：主要含蜂蜡及树脂。内含有毒的挥发油"露蜂房油"及钙、铁、蛋白质、水分等。
>
> （2）枯矾又名煅白矾。无色，透明或半透明，表面略平滑或凹凸不平，具细密纵棱，有玻璃样光泽。质硬而脆，易砸碎。气微，味微甜而涩。以色白、透明、质硬而脆、无杂质者为佳。易溶于水或甘油，不溶于酒精。水溶液显铝盐、钾盐与硫酸盐的各种反应。主产于甘肃、安徽、山西、湖北、浙江等地。

7 夏枯草治急性化脓性中耳炎

崔某某，患急性化脓性中耳炎，经用此方后治愈。

[方　剂] 夏枯草30克，白头翁18克，柴胡12克。

［制用法］水煎服，每日2次。

［功　效］清热解毒。适用于急性化脓性中耳炎。

> **贴心提示**
>
> （1）夏枯草为唇形目唇形科植物。一般是在夏季采取半干燥果穗入药，但在台湾市场多见全草使用。在一般凉茶铺都有卖夏枯草饮料。性味：苦、辛，寒。清火明目，治目赤肿痛，头痛；清肝火，降血压，治高血压病，高血脂，高血黏度和高血糖；散结消肿，治瘰疬，瘿瘤，乳痈肿痛。
>
> （2）白头翁为毛茛科植物，多年生草本，别名有奈何草、粉乳草等，分布山冈、荒坡及田野间。白头翁味苦，性寒，归胃、大肠经。具有清热解毒、凉血止痢、燥湿杀虫的功效。主治：热毒痢疾、鼻出血、血痔、带下、阴痒、痈疮、瘰疬等症。

8 蜗牛方治中耳炎

临床治疗13例，均获满意疗效。

［方　剂］蜗牛30只。

［制用法］焙干研末，每次取少许吹耳。

［功　效］清热解毒。适用于慢性化脓性中耳炎。

> **贴心提示**
>
> 蜗牛性味：咸，寒，有小毒。《本草纲目》中早有以蜗牛治病的记载。近代中医学也公认蜗牛具有清热、解毒、消肿、治消渴等作用，对糖尿病、高血压、高血脂、气管炎、前列腺炎、恶疮和癌症等疾病有辅助治疗作用。用于治疗肿毒、疮疖初起、瘰疬、牙齿疼痛等症。

⑨ 轻粉大黄治急性化脓性中耳炎

很多使用过本方的患者反映效果很好。

[方　剂] 轻粉6克，大黄6克，冰片1克，香油60克。

[制用法] 将大黄用香油炸黄，去大黄，下轻粉、冰片即成。用此油滴耳，每日3次，3~5日可见效。

[功　效] 芳香开窍，清热泻火解毒。适用于急性化脓性中耳炎。

> **贴心提示**
>
> （1）轻粉为片状结晶，状似雪花；色白，有银色光泽；体轻，手捻易碎成白色粉末。以轻粉粉末洁白、片大、明亮、呈针状结晶、质轻、无水银珠者为佳。主产于湖北、河北、湖南、云南等地。功效：杀虫，攻毒，利水，通便。用于疥癣，瘰疬，梅毒，下疳，皮肤溃疡，水肿，鼓胀，大小便闭。
>
> （2）大黄是多种蓼科大黄属的多年生植物的合称，也是中药材的名称。秋末茎叶枯萎或次春发芽前采挖。除去细根，刮去外皮，切瓣或段，绳穿成串干燥或直接干燥。中药大黄具有攻积滞、清湿热、泻火、凉血、祛淤、解毒等功效。

⑩ 耳疖散治慢性化脓性中耳炎

老张，50岁，患有慢性化脓性中耳炎，在使用本方之后，效果很好。

[方　剂] 已出蛾蚕茧10个，冰片0.5克。

[制用法] 将茧壳剪碎，置瓦上煅存性，加入冰片，共研极细末，贮瓶中备用。取耳疖散少许，吹入耳中，每日2次。

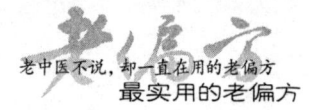

[功　效] 治疗慢性化脓性中耳炎。

> **贴心提示**
>
> 蚕茧性味：甘，温，无毒。蚕茧药用：治便血，尿血，血崩，消渴，反胃，疳疮，痈肿。

⑪ 冰连散治疗化脓性中耳炎

魏某某，男，10岁，1982年4月11日就诊。患左侧化脓性中耳炎3月余，常流脓性黏液，听力下降，经治疗时好时止，今又复发。先用冰连散原方，治疗5日后耳道仍流出脓液，后将青黛加入"冰连散"内共研吹耳用药后，脓液流出逐渐减少，3日后病愈，随访半年未复发。

[方　剂] 黄连10克，冰片1克。

[制用法] 将黄连研细末，加入冰片再研匀，贮瓶备用。用前取药棉擦净耳内脓液，再滴入少许过氧化氢液，擦干，用麦草管将药末吹入耳内，每日2~3次，一般3~5日见效。无任何不良反应。

[功　效] 耳内停止流出黏液性脓液，听力增强。如属坏死型或胆脂瘤型者，本方效差或无效。

> **贴心提示**
>
> （1）黄连为多年生草本，根茎有分枝，形如鸡爪。黄连性味归经：（根）苦，寒，无毒，归心、脾、胃、肝、胆、大肠经。主治：清热燥湿，泻火解毒。用于湿热痞满，呕吐吞酸，泻痢，黄疸，高热神昏，心火亢盛，心烦不寐，血热吐衄，目赤，牙痛，消渴，痈肿疔疮等症；外治湿疹，湿疮，耳道流脓。
>
> （2）姜黄连清胃和胃止呕，用于寒热互结、湿热中阻、痞满呕吐等症。萸黄连舒肝和胃止呕，用于肝胃不和、呕吐吞酸等症。

12 生地冰片治中耳炎

周某某，30岁，患有中耳炎多年，使用本方之后，疾病治愈。

［方　剂］鲜生地30克，冰片1克。

［制用法］生地捣烂取汁，加入冰片滴耳，每日3次。

［功　效］清热凉血，消肿止痛。适用于慢性中耳炎。

贴心提示

（1）生地也叫生地黄，玄参科多年生草本植物地黄的新鲜或干燥的块根。主产于我国河南、河北、内蒙古及东北。生地黄有清热凉血、益阴生津之功效。李时珍对生地黄的评价是："服之百日面如桃花，三年轻身不老。"

（2）生地具有清热凉血功效，用于温热病、热入营血、壮热神昏、口干舌绛等症。

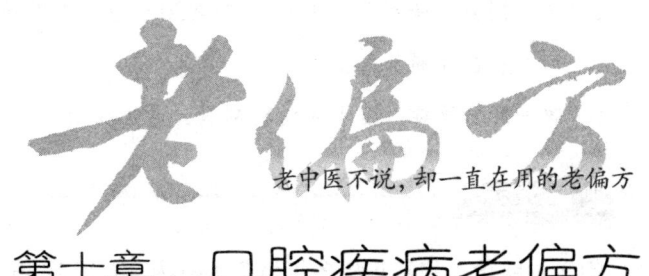

老中医不说，却一直在用的老偏方

第十章 口腔疾病老偏方

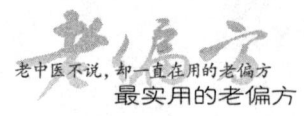

1 过路黄治牙痛

老张，时常有牙痛的毛病，疼起来人痛苦不堪，在使用此药方之后，不再复发。用本方治疗牙痛患者73例，43例痊愈，27例好转，3例无效。

[方　剂] 过路黄60克，鸡蛋2个。

[制用法] 同煮，蛋熟后去蛋壳，再煮20分钟，吃蛋喝汤，然后把药渣趁热敷在牙痛部位上。

[功　效] 清热解毒。用于牙痛较剧烈、遇热痛增者。

贴心提示

（1）过路黄为报春花科多年生草本植物，有短毛或近于无毛。生长在山坡、路旁较阴湿处。河南、陕西及长江流域和西南各省也有分布。

（2）全草可供药用，有清热解毒的效果。治尿路结石，胆囊炎，胆结石，黄疸性肝炎，水肿，跌打损伤，毒蛇咬伤及毒蕈和药物中毒；外敷治火烫伤及化脓性炎症。

2 蜂房鸡蛋治牙痛

张奶奶寻找这个药方，给经常牙痛的孙子试用，效果奇好。用本方治疗牙痛患者多名。

[方　剂] 黄蜂房1个，鸡蛋1个。

[制用法] 将蜂房放火上煨后，再与鸡蛋一起加水煮至蛋熟，吃蛋喝汤。

[功　效] 清热解毒，杀虫止痛。用于龋齿牙痛者。

[验　证] 屡用效佳。

贴心提示

黄蜂房，系蜜蜂用分泌的蜂蜡造成的六角形的巢，是蜜蜂产卵和储藏蜂蜜的地方。性味归经：甘，平，归胃经。功效：祛风，攻毒，杀虫，止痛，抗过敏。主治：龋齿牙痛，疮疡肿毒，乳痈，瘰疬，皮肤顽癣，鹅掌风，过敏性体质。

3 万年青治龋齿牙痛

石某某，男，12岁，患有龋齿，疼痛难忍，经使用本方数次后好转。

[方　剂] 万年青根适量。
[制用法] 万年青根切薄片，每用1片，置痛处固定住，药淡无味时更换1片。
[功　效] 清热解毒。适用于龋齿牙痛者。

贴心提示

（1）万年青根又名开口剑、牛尾七，为百合科多年生常绿草本植物万年青的根及根茎。主要分布于湖南、湖北、江西、福建、台湾、浙江等地。

（2）万年青味甘苦，性寒，有毒。可外用也可口服，具有强心利尿、清热解毒、止血的功效。

4 骨碎补玄参治肾虚型牙痛

据《千金方》载，此方"数次即愈也"。

[方　剂] 骨碎补9克，玄参9克，露蜂房9克。
[制用法] 水煎服，每日2次。

[功　效] 滋阴补肾，降火止痛。适用于肾虚型牙痛，牙齿隐隐作痛，且伴有腰酸、头晕者。

贴心提示

骨碎补性味归经：苦，温，归肾、肝经。补肾强骨，续伤止痛。用于肾虚腰痛，耳鸣耳聋，牙齿松动，跌扑闪挫，筋骨折伤；外治斑秃，白癜风。

5 独头蒜煨熟治风虫牙痛

李某某，女，21岁，用本方数次后痊愈。

[方　剂] 独头蒜2～3头。

[制用法] 将蒜去皮，放火炉上煨熟。趁热切开熨烫痛处，蒜凉再换，连续多次。

[功　效] 消炎杀菌，解毒。用治风虫牙痛。

贴心提示

（1）蒜，为一年生或二年生草本植物，味辛辣，古称葫，又称葫蒜。以其鳞茎、蒜薹、幼株供食用。蒜分为大蒜、小蒜两种。中国原产有小蒜，蒜瓣较小。大蒜原产于欧洲南部和中亚，最早在古埃及、古罗马、古希腊等地中海沿岸国家栽培，汉代由张骞从西域引入中国陕西关中地区，后遍及全国。

（2）蒜含有大蒜素，具有杀菌作用。中医认为大蒜味辛，性温，入脾、胃、肺经，有暖脾胃、消癥积、解毒、杀虫的功效。

6 韭菜根花椒治龋齿痛

临床效果很好，治愈患者多名，反映效果很好，不再复发。

[方　　剂] 韭菜根10根，花椒20粒，香油少许。
[制用法] 洗净，共捣如泥状，敷病牙侧面颊上。
[功　　效] 止痛。

> **贴心提示**
>
> 韭菜属百合科多年生草本植物，以种子和叶等入药。具有健胃、提神、止汗固涩、补肾助阳、固精等功效。有健胃、提神、温暖作用。根、叶捣汁有消炎、止血、止痛之功。

7 夏枯草桑根治牙龈红肿

临床疗效良好，一般2～3日即可痊愈，重者7～10日可痊愈。

[方　　剂] 夏枯草20克，桑根12克，荷叶20克，苦瓜20克。
[制用法] 水煎后加入蜂蜜冲服，每日数次。
[功　　效] 清热泻火。适用于胃火牙痛，牙龈红肿，口干，口臭者。

> **贴心提示**
>
> 夏枯草各地常见，生长在荒地或路旁草丛中。分布几遍全国各地。夏枯草性味苦、辛，寒。茎、叶、花序清肝，散结，利尿。治牙痛、瘰病、乳痈、目痛、黄疸、淋病、高血压等症。叶可代茶。花穗含夏枯草贰，叶含金丝桃贰、芦丁。

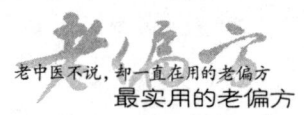

8 固齿散治疗牙周炎

《新中医》1982年第2期刊登的"固齿散"治好了老李多年的牙病,他把这一方法介绍给另一患者,也得到满意疗效。

[方　剂] 滑石粉18克,甘草3克,朱砂末0.9克,雄黄末、冰片末各1.5克。

[制用法] 研匀,装瓶备用。①用牙刷蘸药刷患处。②平时刷牙后再用牙刷蘸药刷患处。③取药末30克,生蜜60克,调匀涂患处。早、晚各1次。

[功　效] 清热解毒,消肿止痛,化腐生肌,收敛止血。

贴心提示

(1)滑石粉为白色或类白色、微细、无砂性的粉末,手摸有油腻感。无臭,无味。本品在水、稀矿酸或稀氢氧化碱溶液中均不溶解。可作药用。性味归经:甘、淡、寒,归膀胱、肺、胃经。利尿通淋,清热解暑,祛湿敛疮。用于热淋、石淋、尿热涩痛,暑湿烦渴,湿热水泻;外治湿疹、湿疮、痱子。

(2)甘草是一种补益中草药。药用部位是根及根茎外皮。松紧不一,表面红棕色或灰棕色。根茎呈圆柱形,表面有芽痕,断面中部有髓。气微,味甜。功效:清热解毒,祛痰止咳,缓急止痛等。

9 引火散风汤治疗牙痛

陈某某,女,60岁,1984年6月16日就诊。右侧牙龈肿痛,痛无休止,右面颊部肿胀,拒按,张口困难;伴恶寒发热,大便秘结,舌红,苔薄黄,脉弦数。予本方合清胃散加味。续服3剂而愈。嘱服知柏地黄丸善后，随访2年未复发。

［方　剂］破故纸10～12克，白蒺藜9～12克。

［加　减］痛甚加防风、荆芥各6克；血淤加桃仁9克，红花、川牛膝各12克；便秘加大黄9～12克；小便黄赤加栀子6～9克，竹叶6克；牙齿松动加玉女煎；牙龈肿痛，口气臭秽加清胃散；小儿龋齿加生石膏15～30克，细辛2～5克，熟地10～20克；伴发热加银花30～60克，连翘12～30克，玄参15克；夜间口咽干燥加熟地30～60克，巴戟天12～20克，麦冬10克，茯苓9克，五味子5克；牙痛昼轻夜甚加当归15～30克，知母15克；遇冷痛剧加麻黄10克，制附子6克，细辛3克。

［制用法］水煎服，每日1剂。

［功　效］消炎、去痛。

贴心提示

（1）破故纸为豆科植物补骨脂的果实。秋季果实成熟时，随熟随收，割取果穗，晒干，打出种子，除净杂质即可，栽培或野生。分布于山西、陕西、安徽、浙江、江西、河南、湖北、广东、四川、贵州、云南等地。有止痛的功效。

（2）白蒺藜成分：含挥发油、皂甙、脂肪油、硝酸盐类、树脂、黄酮类化合物及微量生物碱等。性味归经：苦，辛，平，入肝经。功效：平肝解郁，祛风明目。用于肝阳眩晕头痛、肝郁胁痛、风热头痛、目赤肿痛、皮肤瘙痒等症。

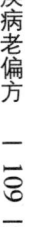

10 生熟地治牙痛

朱某某，患牙痛1年多，时好时坏，经用此方后痊愈。

［方　剂］生地9克，熟地9克，骨碎补9克，玄参9克。
［制用法］水煎服，每日2次。
［功　效］滋阴、补肾、止痛。用于牙齿隐隐作痛，且伴有腰酸头晕者。

贴心提示

（1）生地也叫生地黄，玄参科多年生草本植物地黄的新鲜或干燥的块根。生地黄有清热凉血、益阴生津之功效。李时珍对生地黄的评价是："服之百日面如桃花，三年轻身不老。"

（2）熟地又名熟地黄或伏地，为玄参科植物地黄的块根，经加工炮制而成，是一种上好中药材，具有补血滋阴功效，可用于血虚萎黄、眩晕、心悸失眠、月经不调、崩漏等症，亦可用于肾阴不足的潮热骨蒸、盗汗、遗精、消渴等症。

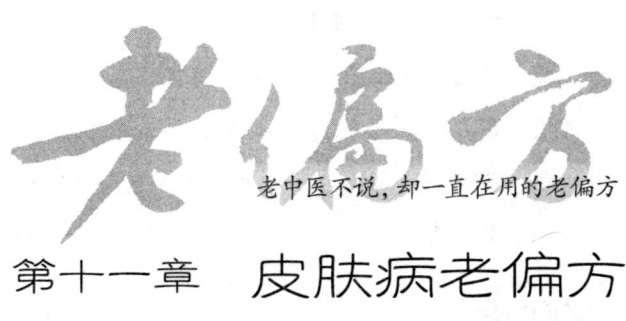

第十一章 皮肤病老偏方

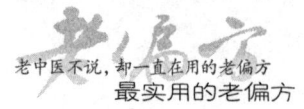

① 紫丹饮治痤疮

翁某某，男，19岁。就诊日期：1987年10月20日。面部痤疮2年余，伴发丘疹、脓疱，既痛又痒，疤痕累累。因学习紧张服煎剂不便，予本方开水泡饮之。饮2周后，丘疹、脓疱渐减，痛痒均止，饮1个月后，丘疹、脓疱痊愈。

［方　剂］紫草10克、丹参15克。

［加　减］有脓疱者加野菊花10克、黄芪15克。

［制用法］每日1剂，开水泡2小时后，早、中、晚分3次服之。

［适应征］青年男女颜面、上胸及背部等皮脂腺发达部位痤疮或伴发丘疹、脓疱者。

贴心提示

（1）紫草为紫草科紫草属的植物，又名山紫草、紫丹、紫草根，是中草药的一种。紫草的根和花均含色素、乙酰紫草醌、紫草烷、异丁酰紫草醌等。性味：性寒，味甘、咸。归经：归心、肝经。功效分类：止血药；凉血药；清热解毒药。

（2）紫草用于血热毒盛、斑疹紫黑、麻疹不透、疮疡、湿疹、水火烫伤。清热凉血，用于麻疹，热病癍疹，湿疹，尿血，血淋，血痢，疮疡，丹毒，烧伤，热结便秘。

（3）紫草用药禁忌：胃肠虚弱、大便滑泄者慎服。《本草经疏》："痘疮加气虚脾胃弱、泄泻不思食、小便清利者，俱禁用。"

2 丹紫黄白汤治痤疮

熊某某，男，18岁。就诊日期：1986年8月10日。面部痤疮2年余，伴发丘疹、脓疱、肿痛，此起彼伏、层出不穷，大便干燥，2～3日一解。予本方服用1周，丘疹、脓疱均减，大便通畅，2周后痤疮旧者渐消，新者未起，脓疱痊愈。

[方　　剂] 丹参20克，紫草10克，大黄9克，白花蛇舌草20克，神曲15克。

[加　　减] 脓疱严重者加野菊花15克、连翘15克；清热解毒，加黄芪20克托里排脓；痒者加蝉衣祛风止痒；同时外涂冰片三黄散：冰片3克、川黄连10克、生大黄10克、硫黄10克，研极细末，香油调涂之，每日2次。

[制用法] 每日1剂，煎2遍和匀，早、晚分服。

[功　　效] 丹参活血化淤，近代研究发现，丹参酮抗菌消炎，有报告称可用以治疗痤疮；紫草凉血解毒，近代研究发现有抑菌消炎作用；大黄有泻火凉血、通便解毒之功；白花蛇舌草清热解毒，为治疗疮疖肿毒之良药。因为以上四药均为寒凉之品，恐碍脾胃，故用神曲以保护脾胃。

贴心提示

（1）丹参又名赤参、紫丹参、红根等，为双子叶植物唇形科，干燥根及根茎，主产于安徽、河南、陕西等地。功效：活血调经，祛淤止痛，凉血消痈，清心除烦，养血安神。

（2）紫草为紫草科紫草属的植物，又名山紫草、紫丹、紫草根。紫草的根和花均含色素、乙酰紫草醌、紫草烷、异丁酰紫草醌等。

3 蟾蜍汤治荨麻疹

《新中医》介绍该方，反映效果理想。

[方　剂] 活蟾蜍3～4只。

[制用法] 蟾蜍去内脏洗净后放入砂锅内煮极烂，用纱布过滤去渣，留汤备用。搽洗患处，日3～4次。

[功　效] 解毒，消肿，止痛。用治丘疹性荨麻疹。

贴心提示

（1）蟾蜍也叫蛤蟆，两栖动物，体表有许多疙瘩，内有毒腺，俗称癞蛤蟆、癞刺。在我国分为中华大蟾蜍和黑眶蟾蜍两种。从它身上提取的蟾酥、蟾衣是我国紧缺的药材。性味：味辛，性凉，有毒。归经：归心、肝、脾、肺经。

（2）蟾酥有解毒、消肿、止痛、强心之功，主治疔疮发背、无名肿毒、咽喉肿痛、龋齿痛、小儿疳疾、心力衰竭等。本药有毒，不可内服。

4 艾叶酒治荨麻疹

李某某，男，27岁。就诊日期：1987年3月4日。全身出淡红色大小不等的风团，剧痒，反复发作3个月，诊断为慢性荨麻疹。经上方治疗3日痊愈，随访1个月未见复发。

[方　剂] 白酒100克，生艾叶10克。

[制用法] 上药共煎至50克左右，顿服。每日1次，连服3日。

> **贴心提示**

（1）艾叶辛、苦，温；有小毒，归肝、脾、肾经。散寒止痛，温经止血，用于少腹冷痛，经寒不调，宫冷不孕，吐血，衄血，崩漏经多，妊娠下血；外治皮肤瘙痒，脱皮。醋艾炭温经止血，用于虚寒性出血。

（2）如遇口服艾叶中毒者，首先清洗胃肠道，用骨炭粉吸收，并置患者于安静及光线较暗的房内，避免外来刺激，给予镇静剂，保护肝脏功能，同时给予其他一般内科常规对症治疗。

5 大蒜治金钱癣症

王某某，女，28岁，农民，1982年12月6日初诊。自诉3年前面额部皮肤潮红而瘙痒，逐渐形成钱币状癣块，边缘清晰，环周鲜红色小丘疹，上有少量鳞屑，冬春较重，入夏轻，经中西药外用无效。嘱其照法应用6次而愈。

[方　剂] 独头蒜（生）1枚。

[制用法] 将独头蒜切片，直接搽患处，每天2～3次，每次搽5～10分钟。若湿癣（即有流脂者），搽后再用明矾粉外敷患部。一般5～7日见效，最多15日，直到痊愈。无任何不良反应。

[疗　效] 5年来共治82例，其中痊愈67例，显效9例，有效3例，无效3例。

> **贴心提示**

（1）蒜，百合科葱属植物，为一年生或二年生草本植物，蒜味辛辣，古称葫，又称葫蒜，以其鳞茎、蒜薹、幼株供食用。中医认为大蒜味辛、性温，入脾、胃、肺，暖脾胃，消症积，有解毒、杀虫的功效。

（2）注意：①搽药前将患部用温开水洗涤干净，保持患部清洁，切忌用冷水洗。②先抓后洗，疏松汗腺，使药力直达病所深部，加速药效。③睡前要搽1次，其余酌定。④忌食易动风湿和油腻之物。

6 三叶甘草液治皮肤溃疡

用本方治疗放射性皮肤溃疡患者32例,经用药10~20天,均获痊愈。

[方　剂] 女贞子叶、艾叶、皂角、茶叶各15克,生甘草10克。
[制用法] 将上药加水300毫升,煎至150毫升,纱布过滤,取煎液外洗或湿敷溃疡面,每日2~3次。

贴心提示

（1）女贞子是木樨科女贞属植物女贞的果实。女贞子又称女贞实、冬青子、白蜡树子、鼠梓子,无臭,味甘、微苦涩,原生于中国长江流域及南方各地、河南、陕西、甘肃等地,北方不太寒冷的地方也有引种,在朝鲜南方、印度也有分布。

（2）女贞子性味：味甘、苦,性凉。归经：归肝、肾经。主治：头昏目眩,腰膝酸软,遗精,耳鸣,须发早白,骨蒸潮热,目暗不明。

（3）注意女贞子用药禁忌：脾胃虚寒泄泻及阳虚者忌服。《本草经疏》:"当杂保脾胃药及椒红温暖之类同施,不则恐有腹痛作泄之患。"

7 豆腐皮治瘙痒

很多患者反映,此方屡用效佳。

[方　剂] 豆腐皮、香油各适量。
[制用法] 豆腐皮烧炭存性,研成细末,以香油调和匀。涂患处,每日2次。
[功　效] 清热,润燥,止痒。用治过敏性皮炎之瘙痒难忍。

贴心提示

豆腐皮含有蛋白质、氨基酸、铁、钙、钼。儿童食用能提高免疫能力，促进身体和智力的发育。老年人长期食用可延年益寿。特别是女性产后期间食用，既能快速恢复身体健康，又能增加奶水。

8 醋蒜治神经性皮炎

方某某，女，患有神经性皮炎，使用本药方之后，病情好转。

［方　剂］蒜瓣、米醋各适量。
［制用法］将较鲜蒜瓣洗净捣烂，用纱布包扎浸于米醋内，2～3小时取出。以包擦洗患处，每日2次，每次10～20分钟。
［功　效］散淤，解毒，杀虫。

贴心提示

（1）大蒜集100多种药用和保健成分于一身，其中含硫挥发物43种、硫化亚磺酸（如大蒜素）酯类13种、氨基酸9种、肽类8种、甙类12种、酶类11种。

（2）大蒜可以用于痈肿疔毒，疥癣。大蒜外用或内服，均有良好的解毒、杀虫、消肿作用。治疮疖初发可用独头蒜切片贴肿处（《外科精要》）。民间亦常用大蒜切片外擦或捣烂外敷，治疗皮肤或头癣瘙痒。

9 大黄芒硝冰片治皮肤病

用本方治疗皮肤感染患者165例，经换药3～5次，均获治愈。

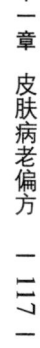

[方　剂] 生大黄、芒硝各100克，冰片20克。

[制用法] 将上药共研为细末，装瓶备用。按病变范围大小，取适当纱布一块展平，将药末均匀撒在纱布中央，约0.5厘米厚，将纱布四边折褶包好，贴敷患处，用胶布固定或绷带包扎，以防药粉洒出，2～3日换药1次。

贴心提示

（1）大黄是多种蓼科大黄属的多年生植物的合称，也是常用的中药材。中药大黄具有攻积滞、清湿热、泻火、凉血、祛淤、解毒等功效。

（2）芒硝，别名硫酸钠。芒硝可以破痞、温中、消食、逐水、缓泻，用于胃脘痞、食痞、消化不良、水肿、乳肿、闭经、便秘。在干旱地区，常可以见到由它们形成的盐华及皮壳。盐湖、盐泉和干盐湖是形成芒硝的地方。

10 猪胆汁治脂溢性皮炎

周某某，女，12岁，患脂溢性皮炎，经服本方后痊愈。

[方　剂] 猪苦胆1个。

[制用法] 将苦胆汁倒入盆中，加入温水搅匀，洗头或患处，清除油脂状鳞屑后再用清水冲洗1次。每日洗1次。

[功　效] 泻内热，通血脉。用治脂溢性脱发及小儿脂溢性皮炎。

贴心提示

（1）猪苦胆是一种较浓的具有苦味的有色液汁，中医认为具有宣通上下、利水消肿、清热解毒作用，是极好的药材。

（2）猪苦胆的自然阴干，是指将其放在通风干燥处，就像南方风干腊肉那样，用绳子拴好，挂起晾干，或在半干时稍稍压扁，再干燥之。必要时还需要用阴阳瓦微火焙干。使用时研末冲服。

11 四黄液治皮肤感染

用本方治疗皮肤感染患者21例，经用药5～8日即可治愈。

[方　剂] 鱼腥草、生大黄、川黄连、黄芩、黄柏各15克。

[制用法] 将上药加水500毫升，煎熬沸后20分钟，待冷至35℃左右即可应用。用时，取面积稍大于病灶范围的敷料或折至4～5层的毛巾，浸透上药液湿敷局部，每次敷40～60分钟，无需包扎。每日敷3～4次。敷料冷却后于温药液中浸透。每日1剂。

> **贴心提示**
>
> （1）鱼腥草性味：性微寒，味苦。归经：归肺、膀胱、大肠经。功能：清热解毒，排脓消痈，利尿通淋。主治：肺痈吐脓，痰热喘咳，喉蛾，热痢，痈肿疮毒，热淋。
>
> （2）生大黄即原生药材的饮片。主要功能为攻积导滞，泻下通便，用于胃肠实热积滞，大便秘结。味苦，性寒。归经：胃、大肠、肝、脾经。

12 润肤止痒液

张某某，男，62岁。就诊日期：1985年11月1日。皮肤瘙痒2月余，皮表未见原发损害。入冬以来瘙痒异常，部位不定，皮肤干燥、脱屑。予本方外用，当日见效，2周后瘙痒消除，皮肤滑润。

[方　剂] 生甘草30克，蛇床子30克。

[制用法] 煎2遍和匀，去渣浓缩成200毫升，瓶装备用。同时涂局部，1日2～3次。

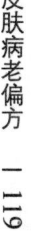

[加　　减] 皮肤干燥加甘油50毫升，冰片3克（用酒或75％酒精30毫升溶化后和入）。

[功　　效] 生甘草润肤止痒，蛇床子祛风止痒。煎浓外涂有滋润皮肤、消除瘙痒之功。

贴心提示

（1）甘草，系豆科多年生草本植物。深秋，荚果裂开，籽粒随风散布大地上，天然繁殖。茎挺拔直立，根如圆柱，直径三四厘米，大的五六厘米，长一米多，最长者达三四米。

（2）甘草入药已有悠久历史。性味：甘，平。归经：归心、肺、脾、胃经。功效：补脾益气，清热解毒，祛痰止咳，缓急止痛，调和诸药。用于脾胃虚弱，倦怠乏力，心悸气短，咳嗽痰多，脘腹、四肢挛急疼痛，痈肿疮毒，缓解药物毒性、烈性。

13 祛风止痒汤治皮肤瘙痒

贺某某，男，71岁。就诊日期：1980年1月18日。皮肤瘙痒2年余，冬季、夜晚之时更甚。皮肤干燥脱屑，血痂、搔痕累累，口渴，便燥。予本方及止痒液治之，用药2日后瘙痒减轻，1周后痒解，皮肤滋润，大便亦畅。

[方　　剂] 蝉衣15克，徐长卿15克，当归10克，生地15克，红枣10个。

[加　　减] 大便干燥或便秘者加生首乌15~30克。

[制用法] 每日1剂，煎2遍和匀，日2~3次分服。

[功　　效] 蝉衣、徐长卿祛风止痒；生地、当归凉血养血、润燥；红枣健脾和胃营血。全方功能：祛风止痒，养血润燥。

> **贴心提示**
>
> （1）蝉蜕，中药名，全形似蝉而中空，稍弯曲。无臭，味淡。性味：甘，寒。归经：归肺、肝经。功能：宣散风热，透疹利咽，退翳明目，祛风止痉。宜忌：孕妇慎服。
>
> （2）徐长卿，多年生直立草本，具特殊香气。性味：辛，温。归经：归肝、胃经。功能：祛风化湿，止痛止痒。主治：用于风湿痹痛，胃痛胀满，牙痛，腰痛，跌打损伤，荨麻疹，湿疹。
>
> （3）服用本药方时，避免刺激性食物，如烟、酒、咖啡等，切忌搔抓、摩擦、热水、肥皂清洗或乱搽成药等。

14 蛇床子散治皮肤瘙痒

王某某，男，28岁，1985年10月21日初诊。谓半月前处理烂木头，引起全身发痒，两腿内侧及腰一周成片湿疹，色红奇痒，抓之渗液，局部化脓，舌苔薄黄，脉浮数。曾诊为接触性皮炎，经外敷及抗过敏治疗无效。给予原方水煎，每天洗2次。另以五味消毒饮加滑石煎服，每日1剂，3日后好转，6日后痊愈。

[方　剂] 蛇床子、明矾、百部、花椒、苦参各9～15克。
[制用法] 煎汤，趁热熏洗患处或坐浴。

> **贴心提示**
>
> 蛇床子，别名野胡萝卜子，为伞形科植物蛇床的干燥成熟果实。夏、秋二季果实成熟时采收，除去杂质，晒干。性味：辛、苦，温；有小毒。归经：归肾经。功效：温肾壮阳，燥湿，祛风，杀虫。用于阳痿，宫冷，寒湿带下，湿痹腰痛；外治外阴湿疹，妇人阴痒，滴虫性阴道炎。

15 十全大补汤加味治荨麻疹

陆某某，女，38岁，1982年11月2日初诊。自述全身出疹块已6年余，反复发作，时隐时现，期间多方用中西药治疗，效果不佳；平素自觉身倦乏力，畏寒肢冷，纳差，失眠，月经量多色淡。舌淡，脉细弱。此为气血两亏，卫外不固，复为风寒之邪相克而发病。治宜补益气血，祛风止痒。拟本方3剂。服3剂后，自觉病情好转大半。后继服20余剂，告治愈。

[方　剂] 黄芪、地肤子各30克，肉桂、制附子各6克，党参、白术、茯苓、赤芍、白芍、当归各12克，熟地黄15克，川芎、乌梢蛇、炙甘草各9克。

[制用法] 上方水煎，每日1剂，分早、晚2次服。服药5剂后症状减轻者，为药症相符，可继续服；反之，则为本方力所不及。

贴心提示

（1）黄芪，又名黄耆，为植物和中药材的统称。中药材黄芪为豆科草本植物蒙古黄芪、膜荚黄芪的根，具有补气固表、利水退肿、托毒排脓、生肌等功效。黄芪的药用迄今已有2000多年的历史，近代研究发现，黄芪含皂甙、蔗糖、多糖、多种氨基酸、叶酸及硒、锌、铜等多种微量元素，有增强机体免疫功能、保肝、利尿、抗衰老、抗应激、降压和较广泛的抗菌作用。但是要注意表实邪盛、气滞湿阻、食积停滞、痈疽初起或溃后热毒尚盛等实症，以及阴虚阳亢者，均须禁服。

（2）地肤子性味：性寒，味辛、苦。功效：清热利湿，祛风止痒。用于小便涩痛，阴痒带下，风疹，湿疹，皮肤瘙痒。

16 程氏秘方治荨麻疹

侯某某，女，26岁。自述1970年开始患此病，以后每年春、秋两季，遇风寒侵袭则发，经中西医治疗无效。于1973年8月来诊。经服本方18剂而痊愈。后患者自服5剂以求根治，追访5年未复发。

［方　剂］苍术、黄柏、荆芥穗、蛇床子、白鲜皮、粉丹皮各12克，防风、全蝎、蝉蜕、连翘、茯苓各10克，地肤子、乌梢蛇各15克，甘草7克。

［制用法］水煎服。

［功　效］治疗荨麻疹，疗效甚佳。

贴心提示

（1）苍术生态环境：生山坡灌丛、草丛中。性味：辛、苦，温。归经：归脾、胃、肝经。功效：燥湿健脾，祛风散寒，明目。用于脘腹胀满，泄泻水肿，脚气痿躄，风湿痹痛，风寒感冒，夜盲。主治湿困脾胃，倦怠嗜卧，脘痞腹胀，食欲不振，呕吐泄泻，痰饮，湿肿，表证夹湿，头身重痛，痹证湿性，肢节酸痛重着，痿躄。

（2）服用本药方时，有的患者服头一二剂时，病情可能加重，这是除风药驱邪出表之故，也是向愈的象征，继续服药，很快即可痊愈。

17 黄芪桂枝汤治荨麻疹

赵某某，男，35岁，干部。就诊日期：1980年1月25日。患荨麻疹3年，时起时没，寒冷时为甚，疹色淡红或苍白，大小不一，瘙痒无时，舌苔薄白，脉缓。屡用扑尔敏、苯海拉明等治疗，疗效不好。予本方治疗，服1周后发作减少，连服

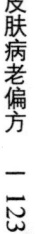

2周停止发作。

[方　剂] 生黄芪30克，桂枝10克，蝉衣15克，白芍10克，炙甘草6克，生姜10克，大枣10个（劈去核）。

[加　减] 夜间瘙痒影响睡眠者加酸枣仁15克、石菖蒲15克，宁心安神。

[制用法] 每日1剂，煎2遍和匀，每日3次分服。

[功　效] 生黄芪补气固表；桂枝解肌散寒；蝉衣祛风止痒；白芍敛阴和营；姜、枣调和营卫；甘草协和诸药。风寒解，营卫和，肌表固，如是则正气存内，邪不可干，隐疹发作自当减少矣。

贴心提示

（1）黄芪，又名黄耆，为植物和中药材的统称。中药材黄芪为豆科草本植物蒙古黄芪、膜荚黄芪的根，具有补气固表、利水退肿、托毒排脓、生肌等功效。黄芪的药用迄今已有2000多年的历史。

（2）桂枝，为樟科常绿乔木植物肉桂的干燥嫩枝，主产于广西、广东及云南等地。春、夏季剪下嫩枝，晒干或阴干，切成薄片或小段用。性味：辛、甘，温。归经：归心、肺、膀胱经。功效：发汗解肌，温经通脉，助阳化气，散寒止痛。

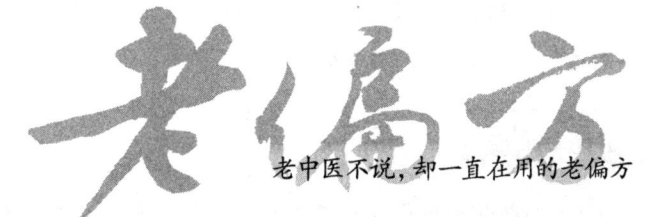

第十二章 骨骼疾病老偏方

1 葛根白芍等治颈椎病

用本方治疗颈椎病患者113例，其中治愈者102例，显效者6例，无效者5例。治愈的102例中，5～10剂治愈者42例，11～15剂治愈者22例。

[方　剂] 葛根、白芍、当归各30克，丹参、木瓜、生地、全蝎、川芎、桂枝、酸枣仁、乳香、没药各10克，细辛3克，生甘草12克。

[制用法] 每日1剂，水煎分3次口服。

贴心提示

（1）白芍药也称白花芍药，是毛茛科芍药属植物。在中国已有悠久的栽培历史，驰名中外，其根并入药。性味：苦、酸、凉。归经：入肝、脾经。

（2）血虚阴虚之人胸腹胁肋疼痛、肝区痛、胆囊炎、胆结石疼痛者宜食；泻痢腹痛、妇女行经腹痛者宜食；自汗易汗盗汗者宜食；腓肠肌痉挛、四肢拘挛疼痛、不安腿综合征患者宜食；同甘草配合用可以缓解各种胸腹及四肢疼痛。

（3）要注意白芍性寒，虚寒性腹痛泄泻者忌食；小儿出麻疹期间忌食；服用中药藜芦者忌食。

2 全当归细辛等治颈椎病

用本方治疗各型颈椎病患者95例，其中，治愈者86例，显效者5例，无效者4例。治愈的86例中，1个疗程治愈者32例，2个疗程治愈者44例，3个疗程治愈者10例。

[方　剂] 全当归、细辛、三七、红花各等量。

[制用法] 将上药共研为极细末，过120目筛后，装瓶备用。用时，每次服3克，用黄酒或温开水送服。本方也可做成胶囊吞服，每粒重0.5克，每服4～5粒。每日3次，10日为1个疗程。

贴心提示

（1）全当归，伞形科植物当归的根。秋末采挖，除去须根及泥沙，待水分稍蒸发后，捆成小把，上棚，用烟火慢慢熏干。性味：味甘、辛，性温。归经：归肝、心、脾经。

（2）当归注意事项：湿盛中满、大便泄泻者忌服；外感发热、咽喉肿痛、牙痛者忌食用；不能用铜器烹调，忌与南瓜同食。通常补血用当归身，活血用当归尾，补血活血用全当归。

3 桂枝加葛根汤治疗颈椎病

孙某，女，53岁，1982年10月5日诊。平素腠理不固，常感冒。两年前患颈部疼痛，经推拿则缓解，遇阴雨寒凉症加重，渐至颈项强硬，转动不灵。经用多种中药，症时轻时重。服本药1个疗程，颈项转动灵活，体质有所好转。

[方　剂] 桂枝、白芍各18克，甘草12克，葛根25～40克，生姜6克，大枣6枚。

[加　减] 局部凉甚加附子；颈项沉困加羌活、独活；手臂麻木加当归、川芎、川牛膝；病程较长加天麻、全蝎、地龙；肾虚者加鹿角霜、山茱萸、威灵仙。

[制用法] 水煎服。每日1剂，20日为1个疗程。

[功　效] 颈椎病良药。

贴心提示

（1）桂枝，为樟科常绿乔木植物肉桂的干燥嫩枝。主产于广西、广东及云南等地。春、夏季剪下嫩枝，晒干或阴干，切成薄片或小段用。性味：

辛、甘、温。归经：归心、肺、膀胱经(发汗力较弱)。功效：发汗解肌，温经通脉，助阳化气，散寒止痛。本品辛温助热，易伤阴动血，凡温热病及阴虚阳盛、血热妄行、孕妇胎热以及产后风湿伴有多汗等情形均忌用。

（2）葛根，为豆科植物野葛，是中国南方一些省区的一种常食蔬菜，其味甘凉可口，常作煲汤之用。其主要成分是淀粉，此外含有约12%的黄酮类化合物，包括大豆（黄豆）甙、大豆甙元、葛根素等10余种；并含有胡萝卜甙、氨基酸、香豆素类等。可作为药物应用。

4 葛根丹参等治颈椎病

用本方治疗颈椎病患者72例，其中，治愈者65例，显效者4例，有效者3例。

[方　剂] 葛根、丹参、白芍、威灵仙、防风各50克，细辛、川芎、乳香、没药、川椒、五加皮、桂枝、桑枝、荆芥、生甘草各20克，细辛3克，全蝎、蜈蚣各10克。

[制用法] 将上药研为极细末，装入瓶内备用，每次服3克，黄酒或温开水送服。每日3次。

贴心提示

（1）丹参又名赤参、紫丹参、红根等，为双子叶植物唇形科，干燥根及根茎，主产于安徽、河南、陕西等地。功效：活血调经，祛瘀止痛，凉血消痈，清心除烦，养血安神。

（2）葛根，为豆科植物野葛，是中国南方一些省区的一种常食蔬菜，其味甘凉可口，常作煲汤之用。其主要成分是淀粉，此外含有约12%的黄酮类化合物，包括大豆（黄豆）甙、大豆甙元、葛根素等10余种；并含有胡萝卜甙、氨基酸、香豆素类等。可作为药物应用。

5 全蝎蜈蚣等治颈椎病

用本药治疗颈椎综合征患者19例，其中症状完全消失或基本消失11例，主要症状显著改善5例，服药15剂以上症状无明显改善者3例。服药最少者15剂，最多者60剂，平均36剂。

[方　剂] 全蝎9克，蜈蚣2条，鹿含草30克，乌蛇、当归、川芎、自然铜各15克。

[加　减] 若上肢麻木疼痛较重者，加桑枝；若颈部强直疼痛重者，加葛根；若眩晕、昏仆者，加地龙、钩藤、泽泻；若气候剧变时症状加重者，加汉防己、秦艽。

[制用法] 将上药水煎，分2次口服，每日1剂。

贴心提示

（1）全蝎食用、药用历史悠久。全蝎的主要药用成分为蝎毒素，据《本草纲目》和《中国药典》载，全蝎具有"熄风镇痉、消炎攻毒、通络止痛"功能；主治"小儿惊风、抽搐痉挛、皮肤病、心脑血管病、炎症、乙肝、肿瘤"等病。全蝎也是一种高档美味佳肴，营养丰富，食之有防病治病、增强免疫力和抗衰老等功能。

（2）全蝎用量过大可致头痛、头昏、血压升高、心慌、心悸、烦躁不安；全蝎中毒的主要原因：一是用量过大，二是过敏体质者出现过敏反应。所以要严格掌握用量，过敏体质者应忌用。

（3）蜈蚣与蛇、蝎、壁虎、蟾蜍并称"五毒"，并位居五毒首位。蜈蚣为常用药材，性温，味辛，有毒，具有熄风镇痉、攻毒散结、通络止痛之功能。用于小儿惊风，抽搐痉挛，中风口眼㖞斜，半身不遂，破伤风症，风湿顽痹，疮疡，瘰疬，毒蛇咬伤。

6 外用胫骨止痛酒治骨质增生症

尤某某，女，63岁。就诊日期：1982年10月15日。脚跟疼痛2个月，影响走路，经骨科检查诊为跟骨骨刺。予本方外用，当天痛减，1周后疼痛缓解。

[方　剂] 生草乌10克，细辛10克，洋金花6克，冰片16克。

[制用法] 先将前3味药研末，用50%酒精300毫升浸入，冰片另用50%酒精200毫升浸入，每日搅拌1次，约1周后全部溶化，滤净去渣，将二药液和匀，用有色玻璃瓶贮藏。每次用棉球蘸药液少许涂痛处或放痛处片刻，痛止取下，每日2~3次。

[功　效] 草乌、细辛祛风散寒止痛；洋金花解痉活血止痛；冰片通窍善于走窜，消肿止痛，浸酒外用，直接作用于局部，见效较速。

贴心提示

（1）生草乌，中药名，为毛茛科多年生草本植物乌头（野生种）或北乌头的块根。目前市场上所用的草乌多为野生品，我国北部地区主要取自毛茛科植物北乌头，南部地区则主要取自乌头的块根，具有祛风除湿、温经散寒、消肿止痛之功效。但该品含乌头碱，用之不当，极易引起中毒。此外，阴虚火旺、各种热症患者及孕妇禁服。

（2）细辛，中药名，功效：祛风，散寒，行水，开窍。主治：风冷头痛，鼻渊，齿痛，痰饮咳逆，风湿痹痛。

（3）这个药方药性毒烈，只能外用少许，不可内服，皮肤有破损及孕妇均忌用。

川芎末醋调外敷治骨质增生

杨某某,女,52岁,腰椎骨质增生3年余,腰痛及下肢麻木,多方治疗病痛未减。用川芎末醋调外敷15次,痛麻基本消失,能走5~7千米,随访5年症状无复发。

[方　剂] 川芎末6~9克,山西老陈醋适量,药用凡士林少许。

[制用法] 将药末加老陈醋调成浓稠糊状,然后混入少许药用凡士林调匀。随即将配好的药膏涂抹在患者增生部位,涂好后盖上1层塑料纸,再贴上纱布,用宽胶布将纱布四周固封。2日换药1次,10次为1个疗程。

[疗　效] 经治20例,其中颈椎骨质增生9例,肱骨外上髁骨质增生7例,腰椎骨质增生2例,脚跟骨质增生2例。经治疗后自觉症状消失者13例,好转者5例,有2例在敷药中出现局部灼痒,起丘疹而停止治疗。治疗次数最多18次,最少7次。

贴心提示

(1) 川芎是一种中药植物,常用于活血行气,祛风止痛。川芎辛温香燥,走而不守,既能行散,上行可达巅顶;又入血分,下行可达血海。活血祛淤作用广泛,适宜淤血阻滞等各种病症;祛风止痛,效用甚佳,可治头风头痛、风湿痹痛等症。

(2) 本品辛温升散,凡阴虚阳亢及肝阳上亢者不宜应用;月经过多、孕妇亦忌用。

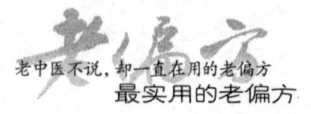

8 威灵仙穿山甲等治骨质增生

用本方治疗骨质增生患者156例，经用药1~2个疗程后，其中，治愈者149例，好转者5例，无效者2例。

[方　剂]威灵仙60克，乌梢蛇、穿山甲、土鳖虫各30克，白花蛇2条，皂角刺、透骨草、生川乌、生草乌、细辛、生乳香、生没药、川芎、茜草各50克，冰片15克。

[制用法]将上药共研为极细末，置于瓷碗内，用米醋或黄酒调成糊状，外敷患处，隔日换药1次。1周为1个疗程。

贴心提示

（1）威灵仙国内分布较广，其根及茎入药具有祛风湿、通经络、消骨鲠之功效。在现代临床实践中，其新的用途不断地被发现，如治疗胆结石、跟骨骨刺、足跟痛、食管癌等。但用药中须注意的是，气血亏虚及孕妇慎服。

（2）穿山甲为鲮甲目鲮鲤科地栖性哺乳动物。其鳞片可做药用，功能：活血散结，通经下乳，消痈溃坚。主治：血淤经闭、癥瘕、风湿痹痛、乳汁不下、痈肿、瘰疬等症。

9 威灵苁蓉汤（丸）治足跟骨质增生及老年骨关节炎疼痛

罗某某，男，61岁。就诊日期：1980年10月2日。患者腰痛、腿酸、步履乏力已经1年余，X线片显示腰椎骨质增生，予本方先服汤剂2周，痛减大半，再予丸药连服2个月，腰痛、腿酸均解，步履有力。

[方　　剂] 威灵仙15克，肉苁蓉15克，熟地15克，青风藤15克，丹参15克。

[加　　减] 上肢麻、痛者加姜黄10克；下肢麻、痛加怀牛膝10克。

[制用法] 每日1剂，煎2遍和匀，1日2次分服。或研末炼蜜为丸，每粒10克，每服1粒，日2次。

[功　　效] 主治颈椎、腰椎及足跟骨质增生、老年骨关节炎疼痛等。

贴心提示

（1）威灵仙国内分布较广，其根及茎入药具有祛风湿、通经络、消骨鲠之功效。在现代临床实践中，其新的用途不断地被发现，如治疗胆结石、跟骨骨刺、足跟痛、食管癌等。但用药中须注意的是，气血亏虚及孕妇慎服。

（2）肉苁蓉别名大芸、寸芸、苁蓉。肉苁蓉是一种寄生在沙漠树木梭梭、红柳根部的寄生植物，分布于内蒙古、宁夏、甘肃和新疆，素有"沙漠人参"之美誉，具有极高的药用价值，是我国传统的名贵中药材，也是历代补肾壮阳类处方中使用频度最高的补益药物之一。

10 身痛逐淤汤加味治坐骨神经痛

刘某某，女，36岁，农民。于1984年3月28日初诊。半年前患腰腿痛，症状日益加重，疼痛自腰骶部沿右侧大腿后外侧向腘窝、足跟部窜痛，如针扎、火烧样阵阵加剧，尤以咳嗽和用力大便时更甚，久治不效。使用本方之后，效果很好，病情减轻。

[方　　剂] 桃仁、红花、当归、地龙各15克，川芎、甘草、没药、五灵脂、牛膝各10克，秦艽、羌活、香附各5克。

[制用法] 水煎服，每日1剂，分早、晚2次，空腹温服。

[疗　　效] 身痛逐淤汤出自《医林改错》。运用本方加减治疗本病140例，其中治愈96例（症状完全消失，可参加正常工作），好转32例（症

状基本消失或好转，可做轻工作），无效12例（服本方3～5剂，症状无改善而中断治疗者）。

[验　证]药后疼痛大减，继用原方又进6剂，诸症皆除而治愈。1年后随访，未再复发。

贴心提示

（1）红花，又称草红花，双子叶植物，菊科，具特异香气，味微苦，以花片长、色鲜红、质柔软者为佳，主产河南、浙江、四川等地。

（2）红花性温，味辛。功效：活血通经，散淤止痛。用于经闭、痛经、恶露不行、癥瘕痞块、跌打损伤。古人有淤血在体内时，常加红花一小把。纱布包，煮开可用一天两次泡脚，适用各种静脉曲张、末梢神经炎、血液循环不好、腿脚麻木或青紫等淤血症。

11 乳香粉治坐骨神经痛

用本方治疗坐骨神经痛患者144例，经用药2～4个疗程，其中，治愈者139例，显效者3例，有效者2例。

[方　剂]制马钱子50克，制乳香、制没药、红花、桃仁、全蝎、桂枝、麻黄各20克，细辛15克。

[制用法]将上药共研为细粉末，装入空心胶囊内，每粒重0.3克。用时，每服3～4粒，每日早、晚用黄酒或温开水送服。15日为1个疗程。

贴心提示

马钱子为马钱科植物云南马钱的干燥成熟种子。马钱子的主要成分是士的宁，临床上有降低"血沉"及"抗氧化"的作用。

12 杜仲等治坐骨神经痛

用本方治疗坐骨神经痛患者133例，经用药1～3个疗程，其中，治愈者125例，显效者4例，有效者3例，无效者1例。

[方　剂]杜仲、川续断、怀牛膝、桑寄生各30克，没药、乳香、红花、桃仁、生甘草各10克，全蝎、蜈蚣各2克（共研末冲服），木瓜、威灵仙、独活、白芍各20克。

[制用法]将上药水煎，分早、晚2次服，每日1剂。1周为1个疗程。

> **贴心提示**
>
> （1）杜仲，为杜仲科植物杜仲的干燥树皮，是中国名贵滋补药材，具有补肝肾、强筋骨、降血压、安胎等诸多功效。
>
> （2）杜仲中含有人体所必需的苏氨酸、蛋氨酸、异亮氨酸、赖氨酸等17种游离氨基酸以及锌、铜、镁、铁、钙、磷、钾等15种微量元素。杜仲的功效：补肝肾，强筋骨；清除体内垃圾，加强人体细胞物质代谢；防止肌肉骨骼老化；平衡人体血压，分解体内胆固醇，降低体内脂肪，恢复血管弹性；利尿清热；广谱抗菌；兴奋中枢神经；提高白细胞数量，增强人体免疫力等。

13 鸡血藤等治坐骨神经痛

用上药治疗坐骨神经痛患者13例，其中痊愈11例，好转2例。

[方　剂]鸡血藤、芒硝各15～20克，桂枝、柴胡、大黄各10～15克，黄芩

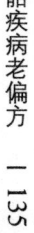

10～12克。

[加　减] 若风偏盛，兼腰背疼痛、游走不定者，加防风10～15克，独活10～15克；若湿偏盛，兼肿胀沉重者，加防己10～12克，薏米15～20克；若痰偏盛，兼形体肥胖、肢体麻胀者，加制南星5～10克，白芥子10～12克；若寒偏盛，兼恶寒肢冷者，加川乌5～10克，北细辛2～3克；若热偏盛，口苦便秘者，重用大黄15～20克，芒硝15～20克；若淤偏盛，痛有定处，舌有淤点者，重用鸡血藤30～60克。

[制用法] 将上药水煎，分2次服，每日1剂。

贴心提示

（1）鸡血藤分布于福建、广东、广西、云南，长在山谷林间、溪边及灌丛中。秋季采收茎藤，除去枝叶，锯成段，晒干。或鲜时切片，晒干。性味：苦、甘、温。归经：归肝、肾经。

（2）鸡血藤功能主治：补血，活血，通络。用于月经不调，血虚萎黄，麻木瘫痪，风湿痹痛。活血舒筋，养血调经。用药禁忌：阴虚火亢者慎用。

14 猪肉炖沙参治风湿痛

山东一农民，经服本方后，其风湿痛竟不治而愈，至今未复发。

[方　剂] 瘦猪肉250克，沙参30克，油、盐、葱、姜各少许。

[制用法] 瘦猪肉切片，锅置于火上烧热下油，先煸炒猪肉，再放入沙参及各种调料，加适量温水煮熟。连肉带汤分2次吃下。

[功　效] 治风湿疼痛。

> **贴心提示**
>
> （1）猪肉是目前人们餐桌上重要的动物性食品之一。猪肉为人类提供优质蛋白质和必需的脂肪酸。猪肉可提供血红素（有机铁）和促进铁吸收的半胱氨酸，能改善缺铁性贫血。
>
> （2）猪肉一般人都可食用，适宜阴虚不足、头晕、贫血、老人燥咳无痰、大便干结以及营养不良者食用；湿热偏重、痰湿偏盛、舌苔厚腻之人，忌食猪肉。

15 醋熏法治疗关节炎

据《江苏中医》、《食物疗法精萃》介绍：用此方曾治愈患关节炎多年者。有的关节肿胀不能行走，仅用烟熏疗法3次，自觉症状消失。某木工两肩关节酸痛，肱二头肌收缩无力，用上法烟熏1次而愈。

[方　剂] 陈醋300毫升，新砖数块。

[制用法] 砖放在炉内烧红，取出放在醋内浸透，趁热放在关节下烟熏。熏前把纱布一块放于醋内浸湿，然后包在关节处，为了防止烟熏散热过快和醋味走失，可用被子遮盖，并根据砖的热度逐渐向砖贴近，以稍热些为好，砖凉即停止，隔日1次。

[功　效] 散瘀消肿。用治关节炎。

> **贴心提示**
>
> 酿成后存放较久的醋，浓褐色，液态清亮，醋味醇厚，具有少沉淀、贮放时间长、不易变质等特点。山西老陈醋是我国四大名醋之一。

16 乌梢蛇甘草等治颈椎病

用本方治疗颈椎病患者25例，经用药2~4个疗程后，其中，治愈者23例，显效者2例。

[方　剂] 乌梢蛇、甘草各15克，蜈蚣2条，穿山甲12克，全蝎8克，川芎、自然铜、木瓜各10克，细辛3克，葛根40克，白芍50克。

[制用法] 将上药水煎3次后合并药液，分早、中、晚3次饭后服，每日1剂。5剂为1个疗程，直至痊愈。

贴心提示

（1）乌梢蛇俗称乌蛇、乌风蛇，为游蛇科。乌梢蛇属体形较大的无毒蛇，广泛分布于中国，可入药。

（2）乌梢蛇性味：甘，平。归经：归肝经。功能：祛风，通络，止痉。用于风湿顽痹，麻木拘挛，中风口眼㖞斜，半身不遂，抽搐痉挛，破伤风，麻风疥癣，瘰疬恶疮。

17 壁虎散治骨质增生

据《老年报》介绍：采用壁虎散治疗骨质增生，可获满意效果。

[方　剂] 壁虎6个，辰砂（朱砂）4克。

[制用法] 用镊子把活壁虎口张开，每个喂一些辰砂，放入瓶内，不久将食用辰砂死去的壁虎焙干，研末即成。用时取适量药粉，用醋调成糊状，敷于增生疼痛处，外用麝香膏固定，隔日换药。敷后疼痛立即减轻。2日为1个疗程，隔3~5日可继续下一个疗程，直至疼

痛消失为止。

［功　效］祛风定惊，消淤散结。用治常发于颈、背、腰及足跟等处缠绵难愈的骨质增生症，症见局部疼痛麻木、活动受限等。

> **贴心提示**
>
> （1）壁虎是蜥蜴目的一种，又称守宫。性味：咸，寒；有小毒。功效：祛风，活络，散结，定惊，解毒。治中风瘫痪，历节风痛，风痰惊痫，瘰疬，恶疮。
>
> （2）要注意的是，体虚者忌用壁虎。

老中医不说，却一直在用的老偏方

第十三章　外科疾病老偏方

1 米醋治外科炎症

据《山东医刊》介绍，用此方治疗50例，除5例（系寒性脓肿、喉头结核及骨髓炎）无效外，一般敷药后2小时疼痛减轻，6小时后开始消肿，3～10日均获治愈。

[方　剂] 米醋250毫升，乳香末、没药末各6克，淀粉60克，厚牛皮纸适量。

[制用法] 将米醋放于砂锅内煮沸，再将二味中药放入搅匀，随搅随下淀粉，待成糊状后便倒在牛皮纸上涂抹。糊的厚度1～5厘米，面积要大于患部。待药糊稍凉时趁温热敷于病变部位，用纱布包扎固定。

[功　效] 消淤解毒。用治疖、痈、蜂窝织炎、丹毒、痄腮、乳腺炎等急性外科炎症。

贴心提示

乳香是一种中药，别名熏陆香。为橄榄科植物卡氏乳香树的胶树脂，主产于索马里、埃塞俄比亚。性味辛、苦，温，入心、肝、脾经。有活血、行气、止痛之功效。治淤阻气滞的脘腹疼痛，风湿痹痛，跌打损伤，痛经，产后腹痛。

2 蒲公英糊剂治蛇头疔

据《河北中医》1984年第4期载：赵某某，女，20岁，右侧食指化脓性指头炎（俗称蛇头疔），局部青紫发热剧痛，给予蒲公英糊剂外敷，当日肿痛减轻，2日后肿消痛止，4日后创面干燥而愈。

［方　剂］干蒲公英适量，甘油、75%酒精（比例1∶3）适量。

［制用法］干蒲公英研为细末，与甘油、75%酒精调成糊状，装瓶密封备用。使用时将药糊摊于纱布上，敷于患处固定。每日换药1次。

［功　效］清热解毒，消肿散结。主治蛇头疔。

贴心提示

（1）蒲公英属菊科多年生草本植物。蒲公英植物体中含有蒲公英醇、蒲公英素、胆碱、有机酸、菊糖等多种健康营养成分，有利尿、缓泻、退黄疸、利胆等功效。蒲公英同时含有蛋白质、脂肪、糖类、微量元素及维生素等，有丰富的营养价值，可生吃、炒食、做汤，是药食兼用的植物。

（2）对已溃破的创面，将糊剂敷于四周，留下中间，以利脓液引流。

3 豆蛋糊疗痈疽

据《新中医》1977年第1期介绍：某患者，男，70余岁。患背痈，注射青霉素、链霉素，外敷四环素药膏，治疗十余天无效，红肿益甚，经敷用此方，当晚疼痛锐减，次日继敷用2次，红肿大部分消失，只有微痛，后痂落而愈。

［方　剂］绿豆、鸡蛋清各适量。

［制用法］绿豆反复碾碎，过筛取极细粉末，与鸡蛋清调和均匀。敷贴于患处，每日2次。

［功　效］清热解毒，祛淤通络，消肿止痛。用于治疗各种痈疽之红肿疼痛。

贴心提示

绿豆具有粮食、蔬菜、绿肥和医药等用途，是中国人民的传统豆类食物。绿豆蛋白质的含量几乎是粳米的3倍，多种维生素、钙、磷、铁等无机盐都比粳米多。因此，它不但具有良好的食用价值，还具有非常好的药用价值，有"济世之食谷"之说。

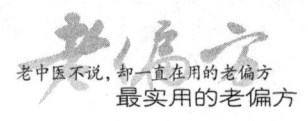

④ 五倍子治疖肿

用上药治疗痈（多头疖肿）患者近100例，未配用任何抗生素和止痛药，一般敷药1~2次即获痊愈。对未发脓的痈或疖头刚破者，疗效确切，用得越早，效果越好。

［方　剂］五倍子适量。
［制用法］将上药焙干研粉，加入适量的香油搅拌成糊状，敷在痈的表面，盖上纱布，用胶布固定。

贴心提示

（1）五倍子又名百虫仓、百药煎、棓子，为同翅目蚜虫科的角倍蚜或倍蛋蚜雌虫寄生于漆树科植物"盐肤木"及其同属其他植物的嫩叶或叶柄，刺伤而生成一种囊状聚生物虫瘿，经烘焙干燥后所得。

（2）五倍子还是一种药材，可以治疗多种疾病。性味归经：味酸、涩，性寒，归肺、大肠、肾经。功效：敛肺，止汗，涩肠，固精，止血，解毒。主治：肺虚久咳，自汗盗汗，久痢久泻，脱肛，遗精，白浊，各种出血，痈肿疮疖。

⑤ 土鳖川芎治软组织损伤

本方系创伤特效方，笔者采用本方治疗急性软组织损伤患者（人体不同部位），效果均满意，一般仅敷1~2次即可痊愈。

［方　剂］雄土鳖、川芎各12克，胆南星、血竭、红花、防风、白芷、升麻各15克，没药24克，马钱子（微炒）9个，龙骨、羌活、螃蟹

壳、当归、菖蒲各9克，净乳香30克。

[制用法] 将上药共研为极细末，装瓶内贮藏备用。用时，以凡士林适量将药末调成糊状，根据损伤面积大小及不同部位，将软膏摊在油纸或纱布上，厚0.2～0.3厘米，敷于损伤部位，每3日换药1次。

> **贴心提示**

鳖俗称甲鱼、水鱼、团鱼或王八等，卵生爬行动物，水陆两栖生活。鳖肉味鲜美、营养丰富，有清热养阴、平肝熄风、软坚散结的功效。不仅是餐桌上的美味佳肴，而且是一种用途很广的滋补药品和中药材料。

6 栀黄酒治软组织损伤

引自1986年《四川中医》第6期，本方对于无名肿毒、肋间神经痛均能收到良好效果。

[方　剂] 栀子60克，大黄、乳香、没药、一支蒿各30克，樟脑饼7克。

[制用法] 上药共研细末，入罐内，加白酒适量（以淹没药物为度），浸泡2周，密闭。取药外敷患处，以敷料盖上，胶布固定。敷药范围与疼痛面积大小相应。

[功　效] 消肿止痛。

> **贴心提示**

栀子：别名黄栀子、山栀、白蟾，是茜草科植物栀子的果实。归经：心、肝、肺、胃、三焦经。目前，栀子的果实是传统中药，属卫生部颁布的第一批药食两用资源，具有护肝、利胆、降压、镇静、止血、消肿等作用，在中医临床常用于治疗黄疸型肝炎、扭挫伤、高血压、糖尿病等症。

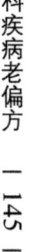

7 少林发散法治疗软组织损伤

陈某，男，22岁。从5米高处跌下，多处挫伤。右手臂外侧有2个约3厘米×3厘米大小的肿胀区，右颧骨处有一青紫肿胀区，疼痛剧烈；舌红、苔薄白，脉细弦。用少林发散法化裁。每日1剂，煎2次服。服5剂，淤血消散，青紫肿胀全消。

[方　剂] 羌活、桂枝、川芎、枳壳、当归各10克，荆芥、防风、干姜各5克，苏木、泽兰各15克。

[制用法] 每日1剂，煎2次服。

[功　效] 治跌打损伤妙药。

[备　注] 解表发散法虽主要用于表证，但据现代药理研究发现，发散药中所含的挥发油能舒张血管，改善局部和全身的循环功能，促进局部肿胀的消除。因此，在运用活血化淤药的同时，配合适当的发散药，能促进局部软组织损伤的修复。

贴心提示

（1）羌活主治：外感风寒，头痛无汗，风寒湿痹，疮疡肿毒。羌活一药，既能发汗解表，又可祛风而止痛。

（2）桂枝，为樟科常绿乔木植物肉桂的干燥嫩枝，主产于广西、广东及云南等地。春、夏季剪下嫩枝，晒干或阴干，切成薄片或小段用。桂枝性味归经：辛、甘、温，归心、肺、膀胱经。有发汗解肌、温经通脉、助阳化气、散寒止痛的功效。

8 三六九软膏治疗软组织损伤

共治200例，其中135例痊愈（红肿疼痛消失，肢体活动功能恢复正常，恢复原工作），42例显效（红肿疼痛基本消失，恢复原工作），19例有效（症状减轻，但换药10次后仍不能恢复原工作），4例无效。总有效率98%。

［方　剂］乳香、没药、三棱、莪术、木香、延胡索各250克，当归、羌活、丁香、甘松、山柰各200克，地鳖虫、生川乌、生草乌、红花各300克，血竭400克，煅自然铜500克，冰片100克。

［制用法］上药除冰片外，全部晒（烘）燥后，碾成粉末，拌入冰片细末和匀。用适量液状石蜡油（或凡士林、鸡蛋清均可），将药末调成糊状（不松散为度），装入药罐内备用。根据伤痛部位大小，将软膏均匀地摊在棉垫上，表面再放入适量的冰片粉末。纱布外层最好衬上一层塑料薄膜，以免药液渗出污染衣服。一般2～3日换药1次，直至病愈。骨折、脱位患者，应先行复位固定，再使用软膏为妥。

［功　效］主治软组织损伤。

贴心提示

乳香是一种中药，别名熏陆香，为橄榄科植物卡氏乳香树的胶树脂。主产于索马里、埃塞俄比亚。性味辛、苦，温。入心、肝、脾经。活血，行气，止痛。治淤阻气滞的脘腹疼痛，风湿痹痛，跌打损伤，痛经，产后腹痛。

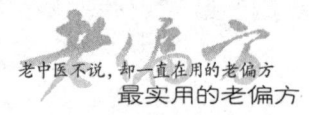

9 活血止痛膏治软组织损伤

治疗302例,一般用药2～4日即愈。引自1984年《陕西中医》第5期。皮肤有破损者勿用。又名跌打散,即本方,各药均为15克,其中桃仁4克,依上法用之。用治软组织挫伤12例,用药1～4次后均治愈(《千家妙方·下》)。

[方　剂]红花、赤芍、白芷、栀子、桃仁、乳香、没药各15克,大黄30克。
[制用法]上药共研细末,用酒调匀成糊状,备用。外敷患处。为防止药物脱落,减少蒸发,外用塑料纸包扎,如干燥后,可取下再加酒调敷,连续敷用3～4日后去除。若尚未治愈,可用第2剂重新调敷。
[功　效]活血化瘀,消肿止痛。

贴心提示

红花,又称草红花。双子叶植物,菊科,具特异香气,味微苦。红花性温,味辛。功效:活血通经,散瘀止痛。用于经闭,痛经,恶露不行,癥瘕痞块,跌打损伤。

10 生栀子石膏治软组织损伤

用此药治疗软组织挫伤患者547例,其中痊愈者514例,显效19例,无效14例。痊愈的514例,仅敷药3～4次即获治愈。

[方　剂]生栀子10克,生石膏30克,桃仁9克,红花12克,土鳖虫6克。
[制用法]将上药焙干,共研为细末,装入瓶内备用。用时,取药末用75%酒精浸湿1小时后,再加入蓖麻油适量,调成糊状。依患部范围大小,取药摊适量厚度于纱布上,直接贴敷患处,用绷带包扎固

定，隔日换药1次。

> **贴心提示**
>
> 栀子又叫黄栀子、山栀、白蟾，是茜草科植物栀子的果实。归经：心经，肝经，肺经，胃经，三焦经。栀子具有护肝、利胆、降压、镇静、止血、消肿等作用，在中医临床常用于治疗黄疸型肝炎、扭挫伤、高血压、糖尿病等症。

11 茜草根大黄土鳖虫治软组织损伤

治疗软组织损伤76例，4～5次获愈。

[方　剂] 茜草根、生大黄、土鳖虫各等量。

[制用法] 将上药研末，用凡士林调成糊状，外用敷料和纱布固定。每日换药1次。

> **贴心提示**
>
> 茜草根性味：苦、寒。归经：入心、肝经。功效：行血止血，通经活络，止咳祛痰。治吐血，衄血，尿血，便血，血崩，经闭，风湿痹痛，跌打损伤，淤滞肿痛，黄疸，慢性气管炎。
>
> 注意脾胃虚寒及无淤滞者忌服。

12 大黄姜等治跌打损伤

用本方治疗跌打损伤患者567例，一般用药2～5次，均可获治愈。

[方　剂] 生大黄、生栀子、姜黄、土鳖虫各150克，生川乌、生草乌、生南

星、生半夏各100克，三七、乳香、没药、青陈皮各50克。

[制用法] 将上药共研为极细末，装入瓶内备用。用时，根据受伤部位大小，取药末适量用白酒调匀敷患处，每日3~4次。外敷药后局部用热水袋外烫药物，效果更佳。

贴心提示

生大黄即原生药材的饮片。主要功能为攻积导滞，泻下通便，用于胃肠实热积滞，大便秘结，祛淤止血。主治：急性胃、十二指肠溃疡合并出血。药味苦、性寒。归经：胃、大肠、肝、脾经。

13 川乌草乌等治跌打损伤

用本药治疗跌打损伤患者，观察20例，其中，打伤12例；扭伤3例；跌伤5例。一般仅敷用，忌内服。

[方　剂] 黄栀子60克，川乌、草乌、生姜各15克，柑子树叶30克（鲜品、捣烂），香附子15克（鲜品、捣烂）。

[制用法] 将上药共研为细末，以酒、面粉适量调和敷于患处。

贴心提示

（1）川乌，多年生草本植物。性味归经：辛、苦，热；有大毒，归心、肝、肾、脾经。功能主治：祛风除湿，温经止痛。用于风寒湿痹，关节疼痛，心腹冷痛，寒疝作痛。用于治疗风寒湿痹、关节疼痛等病症。一般炮制后内服。此药有大毒，中毒严重者可能引起死亡，所以服用此药时一定要遵从医嘱，且勿抓瞎乱吃。

（2）草乌为毛茛科乌头属多年生草本植物。可作庭院观赏花卉。药用价值：块根有毒，入药能祛风除湿，温经止痛。用于风寒湿痹，关节疼痛，心腹冷痛，寒疝作痛，麻醉止痛。

14 土鳖虫血竭三七治软组织损伤

用本方治疗软组织损伤患者156例，其中，治疗2次治愈者53例；3次治愈者41例；4次治愈者27例；5次治愈者35例。

[方　剂] 土鳖虫150克，血竭、三七、栀子、乳香、没药、川芎各200克，孩儿茶、生大黄、三棱、莪术各300克。

[制用法] 将上药共研为极细末，过100目筛后，调入凡士林适量混合均匀备用。用时，取药膏涂于患处，约0.5厘米厚，外盖塑料薄膜或绵纸后，用绷带或胶布固定，每日换药1次。

贴心提示

（1）土鳖虫是一味中药，为鳖蠊科昆虫地鳖或冀地鳖的雌虫干燥体。具有破血逐瘀、续筋接骨之功效，并且有溶栓机制。其性寒、味咸，有毒，能入心、肝、脾三经，具有逐瘀、破积、通络、理伤以及接骨续筋、消肿止痛、下乳通经等功效，是理血伤科要药，适用于癥瘕积聚、血滞经闭、产后瘀血腹痛、跌打损伤、木舌、重舌等病症。

（2）血竭，药名。别名：麒麟竭、海蜡、麒麟血、木血竭，是棕榈科植物麒麟竭果实和藤茎中的树脂，具有活血散瘀、定痛、止血生肌的功效。

（3）三七又名田七，明代著名的药学家李时珍称其为"金不换"。其茎、叶、花均可入药。主治：吐血、咳血、衄血、便血、血痢、崩漏、癥瘕、产后血晕、恶露不下、跌扑瘀血、外伤出血、痈肿疼痛。

15 消肿止痛膏治软组织损伤

引自1984年《江西中医药》第1期。也可3日换药1次，每日用酒或醋滴入药物以发挥药效。

[方　剂] 生栀子仁90克，白芷30克，生南星、生半夏、生川乌、生草乌、细辛、土鳖虫、制乳香、制没药、药花、当归尾各9克。

[制用法] 上药烘干后研为细末，用饴糖、酒或醋(开水亦可)调匀后置瓷钵中备用。用时将药摊在塑料纸上，外敷患处，并以胶布固定。每日换药1次，3次为1个疗程。

[功　效] 消肿止痛。

贴心提示

（1）山栀子指生栀子，为原药材去杂质碾碎生用入药者，是双子叶植物药茜草科植物山栀的果实。功效：清热，泻火，凉血。主治：热病虚烦不眠，黄疸，淋病，消渴，目赤，咽痛，吐血，衄血，血痢，尿血，热毒疮疡，扭伤肿痛。性味归经：苦，寒，入心、肝、肺、胃经。

（2）白芷性味归经：辛，温，归肺、胃经。具有祛风散寒、通窍止痛、消肿排脓、燥湿止带的功效。

16 消瘀止痛膏治软组织损伤

治疗2000余例，敷药后均能获得明显消肿止痛效果，经过数次换药即可治愈。疗程短，功能恢复快。

[方　剂] 生川乌、生栀子、赤芍各1000克，生南星、川续断、紫荆皮、白芷、泽兰各500克，或用诸药各等份。

[制用法] 上药共研细末，过45目筛，每300克药粉加凡士林150克、蜂蜜500克，混合调匀成膏（先将蜂蜜、凡士林加热熔化后逐渐下药搅拌调匀），贮罐备用。用时根据损伤部位，将膏药摊于棉垫(或牛皮纸)上，摊的药膏无须过多。损伤处若有皮肤破损者，须先用敷料

盖住，然后再敷药膏，以防感染。余则贴敷伤处，敷药后用绷带包扎固定。3～4日换药1次。换药前先洗净患处原敷的药膏。敷药后局部皮肤出现瘙痒等反应，应停止用药。

［功　效］消肿止痛。

贴心提示

（1）生川乌性味归经：辛、苦，热；有大毒，归心、肝、肾、脾经。主治：祛风除湿，温经止痛。用于风寒湿痹，关节疼痛，心腹冷痛，寒疝作痛。用于治疗风寒湿痹、关节疼痛等病症。

（2）生川乌一般炮制后内服。生川乌酊外用能刺激皮肤，继而产生麻木感，故外用作某些神经痛及风湿的镇痛剂。但是要注意生品内服宜慎。不宜与贝母类、半夏、白芨、白蔹、天花粉、瓜蒌类同用。

17 猪蹄甲治烧烫伤

据《黑龙江中医药》1966年第6期介绍：王某，女，3岁，被炉盖烫伤手掌及五指并两侧膝盖部位，红肿疼痛、起水泡，当即消毒后刺破，涂布此膏，1周而愈。

［方　剂］猪蹄甲。

［制用法］将蹄甲烧制成炭，研极细末，以香油混合成膏。将创面用凉水洗净，局部涂敷。

［功　效］解毒，收湿，敛疮。用治烧烫伤。

贴心提示

猪蹄甲为猪科动物猪的蹄甲，咸、平。主治：烧烫伤，咳嗽喘息，痔疮，白秃，冻疮。

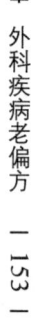

18 鲜牛奶治灼伤

据国外报道，一妇女被火灼伤手臂，痛不可忍，遂将手伸入冷藏的牛奶里，其后医生观察，发现她的伤势意外地减轻了。此后，此方便在国外推广用于治疗火灼伤。

[方　剂] 鲜牛奶适量。
[制用法] 将消毒过的纱布浸于牛奶中，将纱布敷于伤口。
[功　效] 生津润燥。用治火灼致伤。

19 外用蘑菇粉治烫烧伤

据《中医验方汇编》介绍：魏某，男，20岁，农民。被火烧伤胸、腹、足等处，伤口黄油样，有脓液，疼痛。用此方，唯有胸闷、心烦欲吐之症状，此火毒传里至喉。用四顺清凉饮方加减，连服4剂而安。17日痊愈。

[方　剂] 蘑菇适量。
[制用法] 蘑菇在砂锅内煅黑存性，研为细粉，以少许香油调拌均匀。用时将蘑菇粉敷于患处，每日2~3次。敷药后约30分钟痛止。
[功　效] 温经，止痛。用治烫伤、烧伤。

贴心提示

蘑菇是由菌丝体和子实体两部分组成，菌丝体是营养器官，子实体是繁殖器官。性味：微寒、性凉、味甘。归经：入肝、胃经。

第二篇

不同人群的实用老偏方

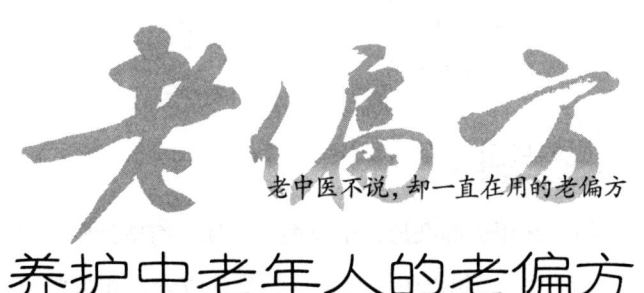

第一章 养护中老年人的老偏方

1 花椒蛋治高血压

据《老年报》介绍，本方具有预防保健作用。

[方　剂] 鹅蛋1个，花椒1粒。
[制用法] 在鹅蛋顶端打一小孔，将花椒装入，面糊封口蒸熟。每日吃1个蛋，连吃7日。
[功　效] 清热解毒。

贴心提示

（1）鹅蛋成椭圆形，个体很大，味道有些油腻，必须用很新鲜的鹅蛋稍加烹煮后食用。鹅蛋中含有丰富的营养成分，如蛋白质、脂肪、矿物质和维生素等。其蛋白质含量低于鸡蛋，脂肪含量高于其他蛋类，鹅蛋中还含有多种维生素及矿物质。

（2）鹅蛋一般人均可食用，是老年人、儿童、体虚、贫血者的理想营养食品；但不适合内脏损伤患者食用。

2 醋浸花生米治高血压、降血脂

石某某，男，55岁，患高血压，高脂血症，长期服用本方，收效甚佳。

[方　剂] 生花生米、醋各适量。
[制用法] 生花生米（带衣者）半碗，用好醋倒至满碗，浸泡7日。每日早、晚各吃10~15粒。血压下降后可隔数日服用1次。
[功　效] 通脉，降脂，降压。对保护血管壁、阻止血栓形成有较好的作用。

贴心提示

（1）每日食用一定量的花生、花生油或花生制品，不仅能提供大量蛋白质、脂肪和能量，而且可降低膳食饱和脂肪酸和增加不饱和脂肪酸的摄入，大大促进植物蛋白质、膳食纤维、维生素E、叶酸、钾、镁、锌、钙等这些对健康有益的营养素的摄入，从而改善膳食的结构和品质。

（2）醋是以米、麦、高粱、甜高粱或酒、酒糟等酿成的含乙酸的液体。经常喝醋能够起到消除疲劳、软化血管的作用。

3 玉米须煎饮治高血压、降血脂

经临床治疗51例，有效45例，好转6例，总有效率100%。

[方　剂] 玉米须60～80克。

[制用法] 将玉米须晒干，洗净，加水煎。每日饮3次，坚持服用。

[功　效] 利尿，利胆，止泻。玉米须中含有大量钙、鳞、铁等微量元素，并含有丰富的谷氨酸，可促进脑细胞的新陈代谢，有利于人体内的脂肪与胆固醇的正常代谢。对治疗高血压病及慢性肾炎有很好的作用。

贴心提示

（1）玉米须为禾本科玉蜀黍属植物玉米的花柱和花头。玉蜀黍为一年生草本植物，全国各地均有栽培，秋季收获玉米时采收，晒干或烘干。

（2）适合人群：一般人群均可食用。玉米须味甘、淡，性平，归肾、肝、胆经；质轻渗降。具有利尿消肿、平肝利胆的功效。主治：水肿，小便淋沥，黄疸，胆囊炎，胆结石，高血压病，糖尿病，乳汁不通。

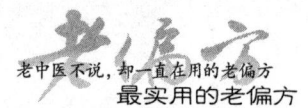

④ 金银菊花汤治高血压

用本药治疗高血压患者46例（其中单纯高血压病27例，单纯动脉硬化症5例，高血压伴有动脉硬化14例）。服药3～7日后头痛、眩晕、失眠等症状开始减轻，随之血压渐降至正常者35例，其余病例服药10～30日后均有不同程度的效果。

［方　剂］金银花、菊花各24～30克。

［加　减］若头晕明显者，加桑叶12克；若动脉硬化、血脂高者加山楂24～30克。

［制用法］本方为1日剂量。每日分4次，每次用沸水冲泡10～15分钟后当茶饮，冲泡2次弃掉另换。可连服3～4周或更长时间。

［疗　效］治高血压有奇效。

贴心提示

（1）金银花，为中药材和植物的统称。药材金银花为忍冬科忍冬属植物忍冬及同属植物干燥花蕾或带初开的花。金银花自古被誉为清热解毒的良药。它性甘，寒气芳香，甘寒清热而不伤胃，芳香透达又可祛邪。金银花既能宣散风热，还善清解血毒，用于各种热性病，如身热、发疹、发斑、热毒疮痈、咽喉肿痛等症，均效果显著。

（2）菊花不仅有观赏价值，而且药食兼优，有良好的保健功效。功效：散风清热，平肝明目。用于风热感冒，头痛眩晕，目赤肿痛，眼目昏花。

⑤ 向日葵叶汤降血压

《江西中医药》介绍：一男性，年67岁，患高血压，头晕眼花，四肢瘫痪，语言謇涩，神志欠清，体温偏高。经连服本品煎剂10余天，血压、体温均恢复正常。

［方　剂］鲜向日葵叶120克。

［制用法］洗净煎汤。每日3次分服。

［疗　效］治高血压。

贴心提示

向日葵叶为菊科植物向日葵的叶片，向日葵性味归经：淡、苦、平，入肝、胃经。功效：平肝潜阳，消食健胃。治高血压、头痛、头眩晕、胃脘胀满、嗳腐吞酸、腹痛等症。

6 泽泻混合并用汤治高血压

用本方治疗高血压病患者60例，其中显效者（血压恢复正常，症状消失）45例；有效者（血压基本恢复正常，症状好转）12例；无效者（治疗前后无明显变化）3例。显效病例经随访2年，均未见复发。

［方　剂］泽泻30～50克，川芎、白术各20～30克，草决明、野菊花、桑寄生各15～20克，钩藤40～60克，全蝎5～10克。

［加　减］若属气血淤阻型者，加丹参、桃仁、红花各15～30克；若属气阴两虚型者，加川断、生地黄各10克；若属肝阳上亢型者，加玄参、枸杞、麦冬各10～15克。

［制用法］将上药水煎3次后合并药液，分2～3次口服。每日1剂。10剂为1个疗程。

［疗　效］治高血压有效。

贴心提示

（1）泽泻是植物和中药材的统称。植物为多年生沼生草本，属泽泻科。其根状茎较短，基生。泽泻夏季开白花，排成大型轮状分枝的圆锥花序，花两性。野生泽泻一般生长在沼泽地，分布于中国、日本和印度等地。泽泻（根茎）又是传统的中药之一。

（2）中医理论认为其性寒，具有利水渗湿的功效。泽泻及其制剂现代还用于治疗内耳眩晕症、血脂异常、遗精、脂肪肝及糖尿病等。但泽泻具有肝毒性、肾毒性，服用不当，能让肝脏、肾脏出现肿胀以及其他中毒症状。

7 肉桂吴茱萸等外敷治高血压

临床观察，本药方对治高血压有很好的效果，尤对病情不太严重者疗效满意。对老年患者还可起保健作用。

[方　剂] 肉桂、吴茱萸、磁石各等份。

[制用法] 上药共研细末，密封备用。用时每次取上药末5克，用蜂蜜调匀，贴于涌泉穴上。阳亢者加贴太冲穴，阴阳不足者加贴足三里。每次贴2穴，交替使用。贴后外以胶布固定，并用艾条悬灸20分钟。每天于临睡前换药1次。

[功　效] 引火归原，降压止晕。

贴心提示

肉桂别名：玉桂、牡桂。性味：性大热，味辛、甘。归经：归肾、脾、心、肝经。毒性：肉桂为辛热药，本草有"小毒"之记载，用量不宜过大。曾有报道，顿服肉桂末60克后，发生头晕、眼花、眼胀、眼涩、咳嗽、尿少、干渴、脉数大等毒性反应，经换服寒凉药后1～2周才逐渐消除。

8 鲜西红柿治高血压

周某，女，60岁，长期服用本方，未发现高血压征象。

[方　剂] 鲜西红柿2个。
[制用法] 将西红柿洗净，蘸白糖每早空腹吃。
[功　效] 清热降压、止血。

贴心提示

（1）番茄别名西红柿、洋柿子，古名六月柿、喜报三元。果实营养丰富，具特殊风味。可以生食、煮食、加工制成番茄酱、汁或整果罐藏。番茄是全世界栽培最为普遍的果菜之一。番茄含有丰富的胡萝卜素、维生素C和B族维生素。

（2）西红柿注意事项：不宜生吃，不宜空腹吃，不宜吃未成熟的青色番茄，因含有毒的龙葵碱，也不宜长时高温加热，急性肠炎、菌痢及溃疡活动期患者不宜食用。

9 中药敷贴涌泉穴治疗高血压

刘某某，女，47岁，1981年5月16日就诊。患高血压8年，长期服降压药收效不佳。头痛涨昏，头面烘热，手足心热，血压22.7/14.7千帕，舌红，苔薄白，脉弦细。停服降血压中西药，采用本法治疗。同年5月21日复诊，自觉症状减轻。同年5月29日三诊，除轻微头痛外，其他症状消失，血压18.7/11.7千帕。停用敷贴药物，至1982年6月曾多次复查血压，均在18.1～18.7/11.7～12千帕之间，一般情况良好。

[方　　剂] 桃仁、杏仁各12克，栀子3克，胡椒7粒，糯米14粒。

[制用法] 上药共捣烂，加1个鸡蛋清调成糊状，分3次用。于每晚临睡时敷贴于足心涌泉穴，白昼除去。每日1次，每次敷1足，两足交替敷贴，6次为1个疗程。3日测量1次血压，敷药处皮肤出现青紫色。

[功　　效] 有降压特效。

贴心提示

（1）桃核里的仁儿，制食品，可入中药。性味归经：甘、平；归心、肝、大肠经。功效：活血祛瘀，润肠通便，止咳平喘。用于经闭，痛经，癥瘕痞块，跌打损伤，肠燥便秘。

（2）桃仁在治疗方面，善于治疗内痈，如肺痈；脂多质润，还具润肠通便之功；月经过多及孕妇忌用。

10 松花蛋淡菜粥用治高血压

据《卫生报》介绍本方深受广大群众喜爱。

[方　　剂] 松花蛋1个，淡菜50克，大米50克。

[制用法] 松花蛋去皮，淡菜浸泡洗净，同大米共煮作粥，可加少许盐调味。食蛋菜饮粥，每早空腹用。

[功　　效] 清心降火。治高血压、耳鸣、眩晕、牙齿肿痛等。

贴心提示

（1）淡菜是贻贝科动物的贝肉，也叫壳菜或青口，蛋白质含量高达59%。贻贝是双壳类软体动物，外壳呈青黑褐色，生活在海滨岩石上。淡菜在中国北方俗称海红，是驰名中外的海产食品之一。

（2）贻贝在世界许多地区都有养殖，特别是北欧、北美以及澳大利亚等地区养殖贻贝很盛行，生产数量也很大。淡菜的经济价值很高，也有一定的药食价值。

11 龙胆硫黄粉治高血压

治疗116例，经治4次后，总有效率为77.5%。其中显效率为29.31%，从85例症状疗效看，总有效率为82.35%。以Ⅰ、Ⅱ期高血压疗效较好。

[方　剂] 吴茱萸（胆汁制）500克，龙胆草醇根物6克，硫黄50克，白矾（醋制）100克，朱砂50克，环戊噻嗪175毫克。

[制用法] 上药共研细末，贮瓶备用。每次用药粉200毫克左右，倒入患者肚脐窝内，覆盖棉球，胶布固定。每周换药1次，至愈为度。

[功　效] 降水泻肿，化痰，镇静，安神。

贴心提示

（1）吴茱萸别名吴萸、茶辣、漆辣子、臭辣子树、左力纯幽子、米辣子等。通常分大花吴茱萸、中花吴茱萸和小花吴茱萸等几个品种。吴茱萸及其变种的接近成熟的果实为常用中药。其性热，味苦寒，有散热止痛、降逆止呕之功效，用于治疗肝胃虚寒、阴浊上逆所致的头痛或胃脘疼痛等症。

（2）引自《中药鼻脐疗法》。验之临床，本方对肝热、痰火所致的初中期高血压，确有较好的疗效。

12 猪脑炖枸杞补虚治高血压

钱某，女，53岁，坚持服用本方，收效甚好。

[方　剂] 猪脑1副，怀山药30克，枸杞10克，盐少许。

[制用法] 将怀山药、枸杞用纱布包扎好，与猪脑加水共炖，将熟时下盐或调料。食之。

［功　效］补肾益精。

> **贴心提示**
>
> （1）猪脑为猪科动物猪的脑髓。功效分类：补益药。性味：味甘、性寒。药材基源：本品含胆固醇较多，故血脂过高、动脉硬化等患者更不宜食用。
>
> （2）怀山药通称山药。多年生草本植物，茎蔓生，常带紫色，块根圆柱形，叶子对生，卵形或椭圆形，花乳白色，雌雄异株。块根含淀粉和蛋白质，可以吃。
>
> （3）山药含有大量的黏液蛋白、维生素及微量元素，能有效阻止血脂在血管壁的沉淀，预防心血管疾病，有益志安神、延年益寿的功效；近年研究发现，山药具有镇静作用，可用来抗肝性脑病。

13　西瓜皮草决明汤降血压

据《卫生报》介绍，本方疗效很好。

［方　剂］风干西瓜皮30克，草决明15克。

［制用法］加水煎汤。代茶饮。

［功　效］清热散风。

> **贴心提示**
>
> （1）西瓜果皮含蜡质及糖。果汁含瓜氨酸、甜菜碱、苹果酸、果糖、葡萄糖、蔗糖、番茄红素、维生素C等。性味归经：性凉，味甘，无毒。
>
> （2）西瓜皮中所含的瓜氨酸能增进大鼠肝中的尿素形成，从而具有利尿作用，可以用以治疗肾炎水肿、肝病黄疸及糖尿病。此外，西瓜还有解热、促进伤口愈合以及促进人体皮肤新陈代谢的功效。
>
> （3）决明子为豆科一年生草本植物决明或小决明的干燥成熟种子。功

效：清热明目，润肠通便。用于目赤涩痛，羞明多泪，头痛眩晕，目暗不明，大便秘结。归肝、肾、大肠经。有减肥之功效。治风热赤眼，青盲，雀目，高血压，肝炎，肝硬化腹水，习惯性便秘。

⑭ 菊槐绿茶饮治高血压

本方深受广大高血压患者好评，不断反映效果良好。

［方　剂］菊花、槐花、绿茶各3克。
［制用法］以沸水沏。待浓后频频饮用。平时可常饮。
［功　效］清热，散风。治高血压引起的头晕头痛。

贴心提示

（1）槐花味道清香甘甜，富含维生素和多种矿物质，同时还具有清热解毒、凉血润肺、降血压、预防中风的功效。将其采摘后可以做汤、拌菜、焖饭，亦可做槐花糕、包饺子。

（2）槐花食用时也有一些禁忌。由于槐花比较甜，糖尿病患者最好不要多吃。粉蒸槐花不易消化，消化系统不好的人，尤其是中老年人不宜过量食用。同时，过敏性体质的人也应谨慎食用槐花。

⑮ 白矾治痰厥和高血压

刘某某，女，53岁。单用白矾米泔热水浸脚10分钟后，收缩压降低0.4千帕、舒张压降低0.27千帕，自觉舒服。其夫惊叹比服一般降压药效果还好。一老妪，患支气管哮喘，呼吸困难，面色苍白，即取白矾10克捣碎开水溶化，徐徐饮下，片刻患者呼吸轻松，病减大半，日后常以白矾冲服，同时服二陈汤加减，历经半年治疗而愈。

[方　剂] 白矾60克，米泔水一大煲。

[制用法] 煮热至白矾溶化后，乘温浸双足。

[疗　效] 降压效果奇佳。

[备　注] 必须用米泔水煮溶白矾效果才好。有些体瘦患者用开水溶浸后，自觉胸中不适，而用米泔水无此感觉，机制待探。

贴心提示

米泔水即淘洗食米的水。它可用以炮制药物，主要用它来吸取中药材所含的油脂，减弱药物的辛燥气味，具有滑肠作用，调理脾胃，增进饮食。

16 拌菠菜海蜇解头痛面赤

郑某某，女，57岁，因患高血压平素常头痛不已，后服用本方后明显好转，坚持服用未见复发。

[方　剂] 菠菜根100克，海蜇皮50克，香油、盐、味精适量。

[制用法] 先将海蜇洗净成丝，再用开水烫过，然后将用开水焯过的菠菜根与海蜇加调料同拌，即可食用。

[功　效] 平肝，清热，降压。可解除高血压之面赤、头痛。

贴心提示

（1）菠菜的根是红色的，茎叶为绿色，所以，很久以来，它就有一个美名为"红嘴绿鹦哥"。我们强调春季吃菠菜忌去根，并非是简单地以其色泽搭配好看为出发点的。菠菜根属于红色食品一类，具有很好的食疗作用，如果抛弃，的确可惜。食用菠菜忌去根。

（2）人们在择菠菜时，往往习惯上仅食用其茎叶，误认为根老韧不好吃而将其摘掉，这是错误的。菠菜根性味：味咸，性平。功用主治：清热解毒，消肿降压，软坚化痰，有抑癌作用。用于高血压、妇人劳损、带下、小儿风热、气管炎、哮喘、胃溃疡等。

⑰ 滋肾蓉精丸治疗肾虚型糖尿病

治疗170例肾虚型糖尿病，近期治愈49例，显效22例，有效77例，无效22例，总有效率为87.1%。

［方　剂］黄精20克，肉苁蓉、制首乌、金樱子、山药各15克，赤芍、山楂、五味子、佛手片各10克。

［制用法］按中成药质量控制标准制成小丸。每服6克，每天3次。

［疗　效］治疗肾虚型糖尿病有奇效。

［备　注］中医定型标准。主症：多饮、多食、多尿、消瘦或虚胖。肾虚见症：面色萎黄或黧黑，头晕眼花，心悸气短，动则气促，多汗疲乏，失眠多梦，耳鸣耳聋，手足心热，肢麻肢痛，腰膝酸软，健忘，性功能低下，阳痿遗精，月经不调，夜尿频多，舌红少苔或舌淡苔白或舌质暗红，脉细数或沉细无力。

贴心提示

（1）黄精，又名老虎姜、鸡头参，为百合科植物滇黄精、黄精或多花黄精的干燥根茎。黄精以根茎入药，具有补气养阴、健脾、润肺、益肾功能。用于治疗脾胃虚弱，体倦乏力，口干食少，肺虚燥咳、精血不足、内热消渴等症。

18 萝卜汁治轻、中型糖尿病

冯某某，女，45岁，农民，1983年4月16日就诊。患糖尿病1年，曾经中西医治疗，病情时轻时重。症见口渴腰酸，疲倦无力，汗出尿频，心悸善饥，舌上赤裂、边尖红，脉细数。空腹血糖10.3毫摩尔/升、尿糖（+++）。嘱停服他药，每天饮萝卜汁，早、晚各1次，每次约100毫升，连续服21日。检查：空腹血糖4.7毫摩尔/升、尿糖阴性，其余症状已不明显；自觉胃部略感空虚嘈杂。处以玉竹30克煎服，以滋气阴，服半月后精神转佳，能参加全日劳动。为巩固疗效，嘱续服萝卜汁1个月，观察2年未复发。

[方　　剂] 红皮白肉萝卜。

[制用法] 选红皮白肉萝卜，捣碎取汁100～500毫升为1次量，早、晚各服1次，7日为1个疗程，可连服3～4个疗程。

[功　　效] 清热降火，生津补液，健胃消食，止咳化痰，顺气解毒。

[备　　注] 《卫生易简方》消渴方载"用萝卜捣汁服大效"。本方适用于肺燥胃热型。症见消谷善饥，烦渴多饮，口干舌燥，大便燥结，小便频数，舌边尖红、苔薄或黄燥，脉滑数等，属上、中消证，即轻、中型糖尿病。

贴心提示

萝卜又名莱菔，根肉质，长圆形、球形或圆锥形，性平，味辛、甘，入脾、胃经，具有消积滞、化痰止咳、下气宽中、解毒等功效。萝卜还有防癌抗癌作用，所含的维生素C、胡萝卜素有阻止亚硝胺致癌的作用。主治：食积胀满、咳嗽失音、吐血、衄血、消渴、痢疾、偏头痛、糖尿病等。

19 黑木耳扁豆治糖尿病

黄某某，男，55岁，患糖尿病2年，症见口渴腰酸，疲倦无力，汗出尿频，心悸善饥，经多方用药无明显好转，后每日服此方，连用两月，尿糖转阴，血压正常。

[方　剂] 黑木耳、扁豆等份。

[制用法] 晒干，共研成面。每次9克，白水送服。

[功　效] 益气，清热，祛湿。用治糖尿病。

[备　注] 糖尿病主要是因胰岛素不足而引起的以糖代谢紊乱、血糖增高为主的慢性疾病。早期无症状，晚期典型病例有多尿、多饮、多食、消瘦、乏力等症状。本病中医学属"消渴"范围。

贴心提示

（1）木耳，别名黑木耳、光木耳。真菌学分类属担子菌纲，木耳目，木耳科。色泽黑褐，质地柔软，味道鲜美，营养丰富，可素可荤，可养血驻颜，令人肌肤红润，容光焕发，并可防治缺铁性贫血。

（2）扁豆，一年生草本植物，茎蔓生，小叶披针形，花白色或紫色，荚果长椭圆形，扁平，微弯。种子白色或紫黑色。嫩荚是普通蔬菜，种子可入药。功效：健脾和中，消暑化湿。主治：暑湿吐泻，脾虚呕逆，食少久泄，水停消渴，赤白带下，小儿疳积。

20 冷水茶治糖尿病

据《家庭医生》杂志介绍，用此法疗效极佳。

［方　　剂］茶叶10克（以未经加工的粗茶为最佳，大叶绿茶次之）。

［制用法］将开水晾凉，取200毫升冷开水浸泡茶叶5个小时即可。

［功　　效］用治糖尿病。

贴心提示

禁用温开水冲泡，否则失去疗效。据日本新媒介报道，日本一教授的研究结果表明：茶叶中含有促进胰岛素合成及去除血液中过多糖分的多糖类物质，因而常饮冷水茶可治疗糖尿病。

21 煮玉米粒治糖尿病

据《锦方实验录》介绍：患者袁某患糖尿病2年余，尿带甜味，身有水肿，尿量增多，经中西医治疗无效，服此方而愈。王某，63岁，患糖尿病数载，时好时犯，于1967年夏，手指肿胀。检验尿糖增多，嘱其每日煎服玉米粒60克，连服1000克后，手指松软，血糖降低。

［方　　剂］玉米粒1000克。

［制用法］加水煎煮至粒熟烂。分4次服食，连服1000克。

［功　　效］清热，利尿，降低血糖。用治糖尿病尿味带甜、身有水肿、尿量增多。

贴心提示

玉米是粗粮中的保健佳品，对人体的健康颇为有利：玉米中的维生素B_6、烟酸等成分，具有刺激胃肠蠕动、加速粪便排泄的特性，可防治便秘、肠炎、肠癌等。玉米富含维生素C等，有长寿、美容作用。玉米胚尖所含的营养物质有增强人体新陈代谢、调整神经系统功能之效。能起到使皮肤细嫩光滑、抑制、延缓皱纹产生的作用。玉米有调中开胃及降血脂、降低血清胆固醇的功效，对于降低血糖有很好的作用。

22 常食南瓜治糖尿病

据日本新闻报道，日本北海道一村镇，通过卫生健康检查发现，有史以来该村镇居民中无一例糖尿病和高血压病患者。这一令人惊奇的报道，引起科学家的重视，经研究发现，原来该村镇居民世代以南瓜为主食。这一奥秘在日本引起极大轰动，人们争相食用南瓜。有预见的日本医学界和商界，通过科学加工制成富含维生素，且热量低的南瓜粉剂投入市场。日本一前首相患糖尿病，经食用南瓜粉而痊愈。报道还介绍，南瓜还有减肥与美容之功能，因此颇受日本女性的青睐。据传，南瓜热目前又传入欧洲，继之席卷东南亚。

[方　剂] 南瓜（番瓜、倭瓜、窝瓜、北瓜）。
[制用法] 熟食，或当主食食用。
[功　效] 用治糖尿病。

贴心提示

我国医籍《岭南草药志》云：南瓜味甘性温，温中止喘，清热解毒，驱虫。从临床及效用中可见有关治疗消渴（糖尿病）的文字记载。近年我国已有纯南瓜粉生产和经销。

23 双耳汤软血管降血脂

付某某，男，58岁，服用本方，血脂正常。

[方　剂] 白木耳、黑木耳各10克，冰糖5克。
[制用法] 黑、白木耳温水泡发，放入小碗，加水、冰糖适量，置蒸锅中蒸1小时。饮汤吃木耳。

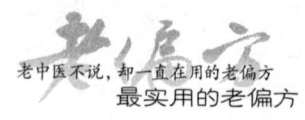

[功　效] 滋阴益气，凉血止血。适于血管硬化、高血压、冠心病患者食用。

贴心提示

（1）白木耳是真菌类银耳科银耳属植物，有"菌中之冠"的美称。性平，味甘、淡，无毒。夏秋季生于阔叶树腐木上。分布于中国浙江、福建、江苏、江西、安徽等十几个省份。

（2）银耳既是名贵的营养滋补佳品，又是扶正强壮的补药。历代皇家贵族都将银耳看做是"延年益寿之品"、"长生不老良药"。银耳性平无毒，既有补脾开胃的功效，又有益气清肠的作用，还可以滋阴润肺、软化血管降低血脂。另外，银耳还能增强人体免疫力，以及增强肿瘤患者对放疗、化疗的耐受力。

24 黑芝麻桑葚糊降低血脂

据《健康杂志》推荐，疗效理想。

[方　剂] 黑芝麻60克，桑葚60克，白糖10克，大米30克。

[制用法] 将黑芝麻、桑葚、大米分别洗净后，同放入罐中捣烂。砂锅内放清水3碗煮沸后加入白糖，待糖溶化、水再沸后，徐徐放入捣烂的3味药物，煮成糊状服食。香甜可口，除病益身。

[功　效] 滋阴清热。有降低血脂之良效，是治疗高脂血症的良方。

贴心提示

（1）黑芝麻为胡麻科芝麻的黑色种子，含有大量的脂肪和蛋白质，还有糖类、维生素A、维生素E、卵磷脂、钙、铁、铬等营养成分。黑芝麻具有补肝肾、润五脏、益气力、长肌肉、填脑髓、降低血脂的作用。

（2）桑葚子为桑科落叶乔木桑树的成熟果实，桑葚子又叫桑果、桑枣，其成熟的鲜果味甜汁多，是人们常食的水果之一。归经：肝、肾经。功能：滋阴补血，生津，润肠。主治：久病体虚，肝肾阴亏，腰膝酸软，目暗耳鸣，关节不利，肠燥便秘，津亏血少，潮热遗精，糖尿病等。

25 海带绿豆汤常饮降血脂

张某，男，77岁，患高脂血症，服本方痊愈。

[方　剂] 海带150克，绿豆150克，红糖150克。
[制用法] 将海带浸泡，洗净，切块。绿豆淘洗净，共煮至豆烂，用红糖调服。每日2次，可连续食用。
[功　效] 清热，养血。治高血脂、高血压。

贴心提示

（1）海带别名昆布、江白菜。褐藻的一种，生长在海底的岩石上，形状像带子，含有大量的碘质，可用来提制碘、钾等。中医入药时叫昆布，有"碱性食物之冠"一称。

（2）海带中褐藻酸钠盐有预防白血病和骨痛病的作用。褐藻酸钠具有降压作用。海带淀粉具有降低血脂的作用。

26 消脂丸治疗高脂血症

胡某某，女，61岁，退休职工。10余年来，经常头晕、头昏、头痛、血压偏高不稳，曾检查，血糖、血脂偏高。近来头昏加重，近事易忘，故来就诊。形体肥胖，脉细涩，苔黄白，舌质红偏黯，舌体胖且有淤斑；血压20.0/12.7千帕，空腹血糖6.8毫摩尔/升，血清胆固醇11.2毫摩尔/升，血清甘油三酯8.44毫摩尔/升。诊为高脂血症。证属阴阳失调，痰淤湿浊内阻。用此方连服2个疗程，并适当节制饮食加强体质锻炼,后复查,血压及血脂、胆固醇皆降至正常范围,诸症消除。随访2年,上述指标持续稳定。

[方　剂]炒苍术60克,炒枳壳60克,何首乌60克,决明子180克,炒山楂180克,泽泻120克,红花60克,丹参60克,车前子60克,肉苁蓉60克,刺蒺藜60克,杭菊花60克,芫蔚子60克,白茯苓90克,陈皮40克,石菖蒲40克,制胆星40克,川郁金60克,远志60克。

[制用法]诸药粉碎为细末,过筛,水泛为丸如绿豆大,每次服5克,1日3次,3个月为1个疗程,复查。可连服2~3个疗程。

[功　效]行气活血,化湿消痰。

贴心提示

本例患者血糖、血压均偏高,但尚未构成糖尿病、高血压病。见头昏、头痛,检查血脂、胆固醇又明显偏高,可能由于痰浊淤滞脉络,脑动脉管壁受阻或舒缩失调以及阴虚阳亢所致。以化痰活血之消脂药从高血脂治疗,并制成丸剂,缓缓进服,使邪浊得消于潜移默化之中,故血脂、胆固醇降至正常,诸症亦随之消失。

27 冬青子治高脂血症

用本药治疗高脂血症患者11例,其中10例有效。甘油三酯最高下降128毫克/分升,最低下降57毫克/分升,β-脂蛋白及胆固醇也有一定程度的降低。治疗中未发现不良反应。治疗前后血常规检查未见不良影响。

[方　剂]冬青子1500克,蜂蜜适量。

[制用法]将冬青子加水煎熬2次,每次1小时,去渣,合并2次药液浓缩成膏状,烤干碾碎,加入适量蜂蜜混匀,贮瓶备用。用时,每日服用量相当于生药冬青子50克,分3次空腹服。服药1个月后抽血复查。

贴心提示

冬青子为木樨科植物女贞的果实,干燥果实卵形成椭圆球形。冬青子拣去杂质,洗净,晒干。以粒大、饱满、色蓝黑、质坚实者为佳。主产于浙江、江苏、湖南、福建、广西、江西以及四川等地。性味:甘、苦,凉,无毒。对高血脂有很好的作用。

28 常食猕猴桃防癌降血脂

李某,76岁,女,患高血脂症,常服本方,血脂归于正常。

[方　剂] 鲜猕猴桃。
[制用法] 可洗净吃,亦可榨汁饮用,常食有益。
[功　效] 防止致癌物亚硝胺在人体内生成,有降低血胆固醇及甘油三酯的作用。对高血压等心血管疾病,肝、脾肿大均有疗效。

贴心提示

(1)猕猴桃是猕猴桃科植物猕猴桃的果实。因其维生素C含量在水果中名列前茅,一颗猕猴桃能提供一个人一日维生素C需求量的两倍多,被誉为"水果之王"。

(2)猕猴桃还含有良好的可溶性膳食纤维,作为水果最引人注目的地方当属其所含的具有出众抗氧化性能的植物性化学物质,据美国农业部研究报告称,猕猴桃的综合抗氧化指数在水果中名列中上,仅次于橘、柑、橙等柑橘类水果,远强于苹果、梨、西瓜等日常水果。

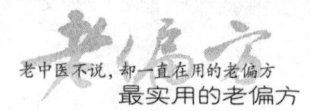

29 首乌泽泻汤治高脂血症

用本药治疗高脂血症患者74例，临床治愈者56例，显效者11例，有效者5例，无效者2例。服药时间最短者15日，最长者45日，平均21日。对治愈和显效的67例随访1年，无1例复发。

[方　剂]制何首乌30克，泽泻20克，丹参10克，玉竹15克。
[制用法]将上药水煎3次合并药液，分2～3次口服，每日1剂，半个月为1个疗程。
[功　效]降脂。用于高脂血症。

贴心提示

（1）何首乌，为蓼科多年生缠绕藤本植物。根细长，末端成肥大的块根，外表红褐色至暗褐色。性味归经：味苦、甘、涩，性微温，归肝、肾经。功效：解毒，消痈，润肠通便。用于瘰疬疮痈，风疹瘙痒，肠燥便秘，高血脂。

（2）泽泻是植物和中药材的统称。植物为多年生沼生草本，属泽泻科。其根状茎较短，基生。泽泻夏季开白花，排成大型轮状分枝的圆锥花序，花两性。野生泽泻一般生长在沼泽地，分布于中国、日本和印度等国家。泽泻（根茎）又是传统的中药之一。

30 甲鱼骨髓汤治肾虚

[方　剂]甲鱼1只，猪脊髓150克，姜、葱、胡椒面、味精适量。
[制用法]将甲鱼切去头，去甲和内脏及爪，将猪脊髓同甲鱼放入锅内，加姜、葱、胡椒面，添加适量清水，先以旺火煮沸，再用小火煮至

肉烂为止，吃时上味精即成。吃肉饮汤。

[功　效] 滋阴补肾，治肾阴虚。

㉛ 五香驴肉补气血安心神

老李前两年经常感到心神不定，在食用五香驴肉之后身体好了很多，心情也安定了很多。

[方　剂] 驴肉500克，豆豉、五香粉、盐适量。

[制用法] 先将驴肉洗净切小块，同豆豉、五香粉一起放入锅内加水炖，先以武火后改文火，1小时后捞出驴肉，晾凉可食。

[功　效] 养血安神。用于劳损体弱及心烦不安。

> **贴心提示**
>
> （1）驴肉是一种高蛋白、低脂肪、低胆固醇肉类。驴肉性味甘凉，有补气养血、滋阴壮阳、安神去烦功效。治远年劳损。煮汁空腹饮，疗痔引虫。驴肾，味甘性温，有益肾壮阳、强筋壮骨功效。可治疗阳痿不举、腰膝酸软等症。
>
> （2）驴肉性味：甘、酸、平。功用：补益气血，熄风安神。用于气血亏虚、短气乏力、心悸、健忘、睡眠不宁、头晕、经色淡等。

㉜ 淡菜泡酒改善人体血液循环

老李身体平时不太好，感觉身体的血液循环不太好，在食用本方之后，身体情况大有好转。

[方　剂] 淡菜60克，韭菜25克，猪排骨100克，白酒适量。

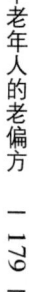

[制用法] 先将淡菜洗净，用酒浸泡发胀。韭菜洗净，切段。排骨洗净，切块。将淡菜、韭菜、排骨放入碗内蒸熟即成。食时加调味品。

[功 效] 补五脏，益阳气。

> **贴心提示**
>
> 淡菜性味咸、温。归经：入肝、肾经。主治：补肝肾，益精血，消瘿瘤。治虚劳羸瘦，眩晕，盗汗，阳痿，腰痛，吐血，崩漏，带下，瘿瘤，疝瘕。

33 兔肉煨山药补益脾胃

张老师退休之后，感觉平时胃不太好，经常食用本方之后，脾胃好了很多。

[方 剂] 兔肉500克，怀山药50克，盐少许。

[制用法] 兔肉洗净与怀山药共煮，开锅后改文火煮煨。饮汤，日服3次。

[功 效] 补益脾胃，养阴生津。适于身体瘦弱者服饮。

> **贴心提示**
>
> （1）兔肉包括家兔肉和野兔肉两种，家兔肉又称为菜兔肉。兔肉属于高蛋白质、低脂肪、少胆固醇的肉类，兔肉蛋白质含量高达70%，比一般肉类都高，但脂肪和胆固醇含量却低于所有的肉类，故对它有"荤中之素"的说法。
>
> （2）每年深秋至冬末间味道更佳，是肥胖者和心血管病患者的理想肉食，全国各地均有出产和销售。脾胃虚寒者禁用。

34 香菜熘肥肠补虚止血

老李经常便血,身体虚弱,王大妈经常给老伴做这道菜,效果非常好。

[方　剂] 猪大肠500克,香菜100克,食油、葱、姜、酱油、盐、白糖、黄酒、湿淀粉各适量。

[制用法] 猪大肠洗净,香菜洗净后装入猪肠内,肠两端用线扎紧,放入锅内,加水适量,以小火炖至七八成熟,捞肠,拆开线,除去香菜之残渣,把肠改切成圆片备用。锅中加食用油,烧热,放入葱、姜、酱油、盐、白糖、黄酒,汤将尽时,加湿淀粉勾芡即成。盛入盘中,上撒鲜香菜少许。

[功　效] 适于便血患者食用,可用于辅助治疗。

贴心提示

(1)香菜是人们最熟悉不过的提味蔬菜,北方一带俗称"芫荽",状似芹菜,叶小且嫩,茎纤细,味郁香,是汤、饮中的佳佐。药用价值:起表出体外,又可开胃消郁,还可止痛解毒。

(2)肥肠又名猪大肠、猪肠。猪大肠有润燥、补虚、止渴、止血之功效。可用于治疗虚弱口渴、脱肛、痔疮、便血、便秘等症。相关人群:一般人都可食用肥肠,适宜大肠病变,如痔疮、便血、脱肛者食用;适宜小便频多者食用;感冒期间忌食;因其性寒,凡脾虚便溏者亦忌。

35 南烛饭仙家养身之法

老张以这个偏方养生,效果非常好,经常向朋友们推荐这道菜。

[方　剂] 取南烛叶，捣烂，澄清汁，以粳米浸之。

[制用法] 九浸九晒以成饭也。米粒紧小，黑如珍珠。

[功　效] 性甘平无毒，日进一合不饥，润颜色，益肠胃，灭三虫，补髓，坚筋骨，能行，变白去老，此乃仙家服食之法。

贴心提示

南烛枝叶，为杜鹃花科植物乌饭树的叶。主产于江苏、浙江等地。叶子质脆，气弱，味涩而苦。味：酸、涩、平。归经：心、脾、肾经。功效：益肠胃，养肝肾。主治：脾胃气虚，久泻，少食，肝肾不足，腰膝乏力，须发早白。

36 红烧甲鱼滋阴益气

老张，长期食用这道菜，显得年轻身体好，平时很少生病。

[方　剂] 活甲鱼2000克，火腿150克，鸡翅膀10个，蘑菇30克，鸡汤2000克，葱、姜、蒜、盐、料酒、味精、酱油、白糖、胡椒面、猪油各适量。

[制用法] ①甲鱼宰杀后洗净，去内脏肠物、爪尖，剁成块。鸡翅膀洗净，切成两段。火腿切成片，葱切段，姜切片，蒜去皮。②甲鱼用葱、姜、料酒抓匀，放入开水中氽一下。鸡翅膀用同法也氽一下。③锅烧热，倒入猪油，再热，下入葱、姜略炒，下鸡汤、甲鱼、鸡翅、火腿、蘑菇、料酒、盐、酱油、胡椒粉、白糖，烧沸，去浮沫，改用砂锅，内放入垫片（防糊底），将甲鱼等放入，盖上盖用微火烧到快烂时，下入蒜瓣，待已烂时，挑出火腿、蘑菇、葱、姜、鸡翅膀，捞入锅内加热，原汤浓缩，加入味精即成。

[功　效] 滋阴益气。适用于妇女崩漏、带下、腰痛、腿软、气短、乏力以及痔疮便血。

> **贴心提示**
>
> （1）鳖俗称甲鱼、水鱼、团鱼或王八等，卵生爬行动物，水陆两栖生活。鳖肉味鲜美、营养丰富，有清热养阴、平肝熄风、软坚散结的效果。不仅是餐桌上的美味佳肴，而且是一种用途很广的滋补药品和中药材料。
>
> （2）甲鱼营养成分丰富，含有蛋白质、脂肪、铁、钙、动物胶、角质白及多种维生素等。性味：性寒，味咸。具有滋阴凉血、补益调中、补肾健骨、散结消痞等作用。可防治身虚体弱、肝脾肿大、肺结核等症。

37 桃仁酱爆鸡益精血壮筋骨

5名老人食用这道偏方之后，感觉身体健康了很多，仿佛有回到年轻时候的感觉。

[方　剂] 肉鸡1200克，桃仁150克，南荠250克，大葱250克，甜面酱、白糖、酱油、味精、料酒、盐、食油、鸡蛋、淀粉各适量。

[制用法] 肉鸡开膛去毛及五脏，剔去骨，洗净，鸡肉打花刀后剁成鸡丁，用盐、淀粉、鸡蛋上浆待用。桃仁用开水稍烫，将皮撕下炸成金色待用。南荠、大葱去皮洗净各切成丁。锅上火注入花生油，待热后，下入鸡丁，炒至将透时下入南荠及大葱丁，稍煸炒然后下入甜面酱、白糖、酱油、味精、料酒炒匀，撒入桃仁翻锅即成。食之。本菜特点是酱香浓郁，脆嫩并重。

[功　效] 补肝肾，益精血，壮筋骨，强腰健脑。适用于虚劳瘦弱，中虚食少，泄泻，消渴，水肿，贫血，肠燥便秘，血滞风痹，腰膝酸痛，神疲乏力。

> **贴心提示**

（1）桃核里的仁儿，制食品，可入中药。性味归经：甘、平，归心、肝、大肠经。功效：活血祛瘀，润肠通便，止咳平喘。用于经闭，痛经，癥瘕痞块，跌扑损伤，肠燥便秘。月经过多及孕妇忌用。

（2）南荠其实就是马蹄，北方也有叫荸荠的，是一种水生植物的根状茎，一般农贸市场里都有卖的，超市里有去好皮的清水罐头，生吃也可以，有点甜。

38 炙羊心治心气惊悸郁结不乐

本方治好多例患者，反映效果很好。

[方　剂] 羊心1个，咱夫兰15克。
[制用法] 咱夫兰用玫瑰水1小杯浸，取汁，入盐少许。签子穿羊心于火上炙。将咱夫兰汁徐徐涂之，汁尽为度。食之，安宁心气，令人多喜。
[功　效] 补心安神。

> **贴心提示**

咱夫兰，一种状如红花的植物。咱夫兰味甘，性平，无毒。主治：心忧郁积，气闷不散，久食令人心喜。本文见于元代《饮膳正要》。炙，即用火烤。

39 返老还童茶延年益寿

这个茶饮效果很好，很多高寿的人都爱喝这道茶。

［方　　剂］乌龙茶3克，槐角18克，何首乌30克，冬瓜皮18克，山楂肉15克。

［制用法］上药清水煎，去渣，冲泡乌龙茶。作茶饮。

［功　　效］清热，化淤，益血脉。有增强血管弹性，降低血中胆固醇，防治动脉硬化的作用。

贴心提示

（1）乌龙茶，亦称青茶、半发酵茶，是中国几大茶类中，独具鲜明特色的茶叶品类。乌龙茶是经过杀青、萎雕、摇青、半发酵、烘焙等工序后制出的品质优异的茶类。

（2）乌龙茶由宋代贡茶龙团、凤饼演变而来，创制于1725年（清雍正年间）前后。品尝后齿颊留香，回味甘鲜。乌龙茶的药理作用，突出表现在分解脂肪、减肥健美等方面。在日本被称为"美容茶""健美茶"。

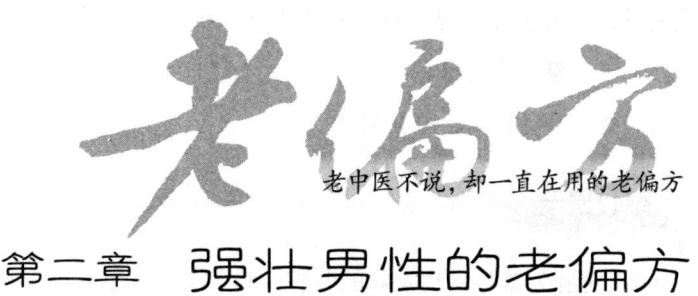

第二章 强壮男性的老偏方

1 肝胆丸治阳痿

周某,40岁,患有难言之隐阳痿多年,使用本药方之后,效果很好。

[方　　剂] 雄鸡肝4个,鲫鱼胆4个,菟丝子粉(中药)30克,麻雀蛋清(蛋黄不用)适量。

[制用法] 将上药拌匀,做成黄豆大药丸烘干或晒干。每日3次,每次1粒,温开水送服。

[功　　效] 补肾助阳,专治阳痿。

贴心提示

(1)鸡肝为雉科动物家鸡的肝脏,鸡杂之一。呈大小双叶,叶面有苦胆和筋络。其色紫红,质细嫩。宜卤、炸,如卤鸡肝、炸鸡肝。因营养丰富和特殊功效,使得鸡肝成为补血养生的最佳食物。肝脏是动物体内储存养料和解毒的重要器官,含有丰富的营养物质,具有营养保健功能,是最理想的补血佳品之一。

(2)鸡肝性味:味苦,性寒,有毒。归经:肺、肝经。功效:清热明目,杀虫,敛疮。主治:消渴,沙眼,疳,疮,阴蚀疮。注意:本品有毒,不宜直接吞服,肝、肾功能不全者禁服。

2 当归牛尾汤治阳痿

老王,机关单位人员,患有阳痿多年,使用本方之后,重拾男人的信心。

[方　　剂] 当归30克,牛尾1根,盐少许。

[制用法] 将牛尾巴去毛,切成小段,与当归同锅加水煮,后下调料。饮汤

吃牛尾。

[功　效] 补血，益肾，强筋骨。用于治肾虚阳痿，腰痛，腰酸，腿软无力。

> **贴心提示**
>
> （1）当归为多年生草本植物，在中国分布于甘肃、云南、四川、青海、陕西、湖南、湖北、贵州等地。当归的根可入药，秋末采挖，除去须根及泥沙，待水分稍蒸发后，捆成小把，上棚，用烟火慢慢熏干。全当归补血活血，当归身补血，当归尾是活血的中药之一。
>
> （2）牛尾：既有牛肉补中益气之功，又有牛髓填精补髓之效。《本草纲目》记载：牛肉具有补中益气、健脾益胃的作用。牛肉可以补气，功效同黄芪。牛髓具有补中、填精补髓的作用，久服可延年益寿。李时珍说：牛髓能润肺补肾，泽肌悦面，对治疗骨折、擦损伤痛，有很奇妙的效果。

3 白羊肾羹填精髓

老赵，45岁，由于年龄的因素，身体不如以前，在夫妻生活上面有一些力不从心。服用本方之后，精神焕发。

[验方一] 肉苁蓉50克，荜茇10克，草果10克，陈皮5克，胡椒10克，白羊肾4个，羊脂200克，盐、葱、酱油、酵母粉适量。

[制用法] 将白羊肾、羊脂洗净，放入锅内。将肉苁蓉、荜茇、草果、陈皮、胡椒用纱布包扎好，放入锅内，加水适量置于炉火上烧沸，水开后改用文火炖熬，待羊肾熟烂时，下葱、盐、酱油、酵母粉，如常法做羹。

[功　效] 补肾温阳。用于治阳痿、遗精、腰膝无力、脾虚食少、胃寒腹痛等。

[验方二] 羊睾丸去筋膜，切成薄片。烧锅置旺火上，倒入猪骨汤并加胡椒面、葱白、姜末、盐等煮开，放入羊睾丸煮5分钟，洒上香菜即成。

[功　效] 益肾壮阳。用于治肾虚之阳痿、遗精、头晕目眩等。

[验　证] 以上两方在治疗阳痿中疗效显著。

贴心提示

羊的肾脏，又称羊肾。性味归经：甘，温，入肝经。剖开洗净用，有一定药用价值和食疗价值。主治：肾虚劳损，腰脊疼痛，足膝痿弱，耳聋，消渴，阳痿，尿频，遗溺。

④ 锁阳鸡治男子早泄

本方治好患者23名，屡用效果显著。

[方　剂] 锁阳、金樱子、党参、怀山药各20克，五味子15克，小公鸡1只。

[制用法] 将鸡开膛去内脏杂物，洗净，连同上述药物一并放入大炖盅内，注入开水八成满，盖上盅盖，放入滚水锅中，隔水炖4小时即成。

[功　效] 固肾止遗，滋阴壮阳。用治肾虚阳痿、遗精、早泄等。

贴心提示

（1）锁阳又名不老药，一种寄生植物，药物别名地毛球、锈铁棒、锁严子，野生于沙漠戈壁，零下20℃生长最宜，生长之处不积雪、地不冻。有补肾润肠，治阳痿、尿血等功效。

（2）金樱子性味与归经：酸、甘、涩，平，归肾、膀胱、大肠经。固精缩尿，涩肠止泻。用于遗精滑精，遗尿尿频，崩漏带下，久泻久痢。禁忌：有实火、邪热者忌用，因其有收敛特性。食用金樱子不宜食黄瓜和猪肝。

5 肾鞭汤治见色流精

据《食疗保健》介绍，该方疗效确切显著。

[方　　剂] 羊肾2个，羊鞭（公羊的生殖器）2具，肉苁蓉12克，枸杞10克，巴戟天12克，山药15克，熟地10克。

[制用法] 羊肾剖开取去网膜及导管后切条，羊鞭里外洗净，肉苁蓉等五味用纱布包好，锅内放水同炖，开锅后改文火。吃肉饮汤，日服1次，连续食完。

[功　　效] 补肾壮阳。用治阳痿不举或举而不久、不坚，对见色流精有较好的疗效。

> **贴心提示**
>
> （1）羊的肾脏，又称羊肾。剖开洗净用，有一定药用价值和食疗价值。功效：补肾气，益精髓。主治：肾虚劳损，腰脊疼痛，足膝痿弱，耳聋，消渴，阳痿，尿频，遗溺。
>
> （2）羊鞭适用于肾阳不足所致的阳痿、性欲低下等症。

6 五倍子治早泄

用本方治疗早泄患者21例，经用药1～2个疗程后，治愈者18例，显效者3例。

[方　　剂] 五倍子20～30克。

[制用法] 将上药用文火水煎30分钟，再加入适量温开水，趁热熏蒸龟头，待水温降至40℃左右，可将龟头浸入其中5～10分钟。每晚1次，半个月为1个疗程。治疗期间忌房事。

> **贴心提示**

（1）五倍子又名百虫仓、百药煎、棓子，为同翅目蚜虫科的角倍蚜或倍蛋蚜雌虫寄生于漆树科植物"盐肤木"及其同属其他植物的嫩叶或叶柄，刺伤而生成一种囊状聚生物虫瘿，经烘焙干燥。此外，五倍子还是一种药材，可以治疗多种疾病。

（2）五倍子性味归经：味酸、涩，性寒；归肺、大肠、肾经。功效：敛肺，止汗，涩肠，固精，止血，解毒。主治：肺虚久咳，自汗盗汗，久痢久泻，脱肛，遗精，白浊，各种出血，痈肿疮疖。

7 知柏三子汤（丸）治早泄

赵某某，男，25岁。就诊日期：1978年10月25日。婚前屡犯手淫，每当房事即早泄，已半年。心烦眠差，多梦，脉弦数，此肾阴不足相火偏旺，精关不固也。予本方治之，服2周后心静眠安，服2月后早泄大见好转。

[方　剂] 知母10克，黄柏10克，五味子6克，金樱子10克，杞子10克。

[制用法] 每日1剂，煎2遍和匀，早、晚分服；或研细末炼蜜为丸，每粒10克，每服1粒，日2次。

[功　效] 知母、黄柏滋肾阴泻相火；五味子、金樱子固肾涩精；杞子补肾益精。

> **贴心提示**

（1）知母性苦、甘，寒，归肺、胃、肾经。属清热下火药，主治：温热病，高热烦渴，咳嗽气喘，燥咳，便秘，骨蒸潮热，虚烦不眠，消渴淋浊。

（2）黄柏，为芸香科植物黄皮树或黄檗的干燥树皮。前者习称"川黄柏"，后者习称"关黄柏"。可入药，性味苦寒，有清热燥湿、泻火除蒸、解毒疗疮之功效。

8 炸麻雀治早泄

李某某，男，37岁，经服此方后诸症均解。

[方　剂] 麻雀4只，花生油、盐末各适量。

[制用法] 将麻雀去毛及内脏杂物，洗净，晾干。将油放入锅内烧至五六成热，下麻雀炸呈金黄色取出，把油倒出，用原锅炒盐末少许即成。吃时蘸盐，每日2次，每次2只，可连用几日。

[功　效] 补肾壮阳。用治早泄、阳痿、遗精，有较好疗效。

贴心提示

麻雀的肉、血、脑髓、卵，古人都作药用。古人认为麻雀肉微温无毒，有"壮阳、益精、补肾、强腰"的作用。

9 川红丹参汤治睾丸痛

用本方治疗睾丸痛患者91例，均获治愈。其中1剂治愈者25例；2剂治愈者34例；3剂治愈者21例；4剂治愈者11例。

[方　剂] 白芍50~60克，木通、枳实、川牛膝、红花、桃仁、丹参各15~20克，茯苓、车前子、青皮、生甘草各10~15克。

[制用法] 将上药水煎，每日1剂，分3次口服。

贴心提示

（1）川牛膝性味与归经：甘、微苦，平，归肝、肾经。功能与主治：逐瘀通经，通利关节，利尿通淋。用于经闭症瘕，胞衣不下，关节痹痛，足痿筋挛，尿血血淋，跌打损伤。

（2）红花，又称草红花。双子叶植物，菊科，特异香气，味微苦。以花片长、色鲜红、质柔软者为佳。主产于河南、浙江、四川等地。活血通经，去瘀止痛。

（3）丹参又名赤参、紫丹参、红根等。为双子叶植物唇形科干燥根及根茎。主产于安徽、河南、陕西等地。功效：活血调经，祛瘀止痛，凉血消痈，清心除烦，养血安神。

10 生姜治睾丸痛

用本药治疗睾丸炎疼痛患者24例，其中敷药第2天自觉坠胀疼痛及触痛减轻，睾丸肿胀显著消退者15例；第3天有12例痊愈，自觉症状消失，睾丸消肿，触痛消失；第4天4例痊愈，5例敷药后5天痊愈。治愈天数为3~9天。

[方　剂] 生姜1块（以肥大老者为佳）。

[制用法] 将上药用水洗净，横切成约0.2厘米厚的均匀薄片，每次用6~10片外敷于患侧阴囊，并盖上纱布，兜起阴囊。每日或隔日更换1次，直至痊愈为止。

[备　注] 敷药后患者均出现阴囊表皮灼热刺痛，发麻发辣，少数出现红肿，个别出现红疹。阴囊局部皮肤有创口或睾丸炎化脓破溃者不能应用。

贴心提示

（1）生姜指姜属植物的块根茎，性温，其特有的"姜辣素"能刺激胃肠黏膜，使胃肠道充血，消化能力增强，性味归经：辛，微温，归肺、脾、胃经。功效：发汗解表，温中止呕，温肺止咳，解鱼蟹毒，解药毒。

（2）生姜中含有辛辣和芳香成分。辛辣成分为一种芳香性挥发油脂中的

"姜油酮"，其中主要为姜油萜、水茴香、樟脑萜、姜酚、桉叶油精、淀粉等。

11 淫羊藿蛇床子等治不射精

用本方治疗不射精症患者88例，经用药2～4个疗程，其中痊愈者75例，显效者6例，好转者4例，无效者3例。

[方　剂] 淫羊藿、蛇床子、覆盆子、黄精、炙鳖甲各30克，全当归、穿山甲、党参、枸杞子各20克，柴胡、枳实、郁金、王不留行各10克，石菖蒲、麻黄各8克，蜈蚣4条。

[制用法] 将上药水煎，每日1剂，20日为1个疗程。1个疗程结束后，隔5日行下一个疗程。

贴心提示

（1）淫羊藿，小檗科植物心叶，具有很高的药用价值。性味归经：辛，甘，温，归肝、肾经。功效：补肾阳，强筋骨，祛风湿。主治肾阳不足，阳痿不举，梦泄遗精。

（2）蛇床子，别名野胡萝卜子，为伞形科植物蛇床的干燥成熟果实。夏、秋二季果实成熟时采收，除去杂质，晒干。性味：性温，味辛、苦。功效：温肾壮阳，燥湿，祛风，杀虫。用于阳痿、宫冷、寒湿带下、湿痹腰痛，外治外阴湿疹、妇人阴痒、滴虫性阴道炎。

12 双补固精丸治遗精

刘某某，男，18岁。就诊日期：1981年3月5日。屡犯手淫，已经2年。近半年时常梦遗,甚至滑精,1~2日1次。头晕乏力,夜寐不实,多梦纷纭。舌质淡、苔薄,脉沉而弱。证属心肾两虚,精关不固。予本方服1个月后睡眠较实,梦遗减半,服2个月后遗精已止,精神亦振。

[方　剂]人参,五味子,杞子,金樱子,石菖蒲。

[制用法]研细末,炼蜜为丸,每粒10克,每次服1粒,日2次。

[功　效]人参大补元气,开心益智;石菖蒲宁心安神;杞子滋补肾阴;五味子、金樱子补肾固精。心神得安,肾阴得充,则精关自固,遗泄自止。

贴心提示

(1)石菖蒲为天南星科植物石菖蒲的干燥根茎。秋、冬两季采挖,除去须根及泥沙,晒干。除去杂质,洗净,润透,切厚片,晒干。

(2)石菖蒲性味归经:辛,温,归心、胃经。功效:化痰开窍,化湿行气,祛风利痹,消肿止痛。主治:热病神昏,痰厥,健忘,耳鸣,耳聋,脘腹胀痛,噤口痢,风湿痹痛,跌打损伤,痈疽疥癣。

13 龙骨粥固精止遗

老张,患有遗精治病,服用本药方之后效果佳。

[方　剂]煅龙骨(中药)30克,糯米100克,红糖适量。

[制用法]将龙骨捣碎,入砂锅内加水200毫升,煎1小时去渣取汁,入糯米再加水600毫升、红糖适量,煮至米烂粥稠。早、晚空腹热食,5日为1个疗程,2~3个疗程奏效。

[功　效]镇惊潜阳,收敛固涩。用治遗精、产后虚汗不止等。

> **贴心提示**

（1）龙骨为古代哺乳动物如象类、犀牛类、三趾马等的骨骼的化石。取刷净的龙骨，在无烟的炉火上或坩埚内煅红透，取出，放凉，碾碎即为煅龙骨。

（2）煅龙骨具有镇惊安神、敛汗固精、止血涩肠、生肌敛疮的作用。用治惊痫癫狂，怔忡健忘，失眠多梦，自汗盗汗，遗精淋浊，吐衄便血，崩漏带下，泻痢脱肛，溃疡久不收口。

⑭ 加减七子散治男性不育症

戴某某，男，32岁，1985年9月5日诊。婚后3年未育，女方妇检无异常。主症除腰酸乏力，偶有滑精外，无其他症状，尺脉虚。诊为肾精不足男性不育症。服用本方之后，精子质量上升，数量变多，活动良好，腰酸乏力已除。1个月后其妻已孕。

[方　剂] 五味子、菟丝子、茯苓、黄柏各10克，车前子、怀山药、熟地、金樱子各20克，枸杞子、蛇床子、党参、黄芪各15克，鲜石斛30克，山萸肉、肉苁蓉各12克，巴戟6克，熟附子3克。

[制用法] 水煎服，每日1剂，1月为1个疗程。另取五味子300克，焙干碾末，在第1个疗程中，与上方同时吞服，每次6克，每日2次，服完为止，第2个疗程不需再服。

[功　效] 治不育症。

> **贴心提示**

（1）五味子俗称山花椒、秤砣子、药五味子、面藤、五梅子等，唐《新修本草》载"五味子皮肉甘酸，核中辛苦，都有咸味"，故有五味子之名。

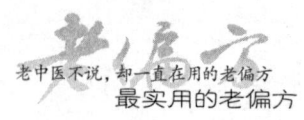

古医书称它为荾菟、玄及、会及，最早列于《神农本草经》上品，中药功效在于滋补强壮之力，药用价值极高。

（2）中药菟丝子为双子叶植物药旋花科植物菟丝子、南方菟丝子、金灯藤等的种子，具有补肾益精、养肝明目、固胎止泄之功效。

15 冬蛤生精饮治无精子症

张某，男，31岁，1987年4月27日初诊。主诉："结婚已5年，妻子未怀孕，经妇科检查证实其妻子有生育能力。"1986年经北京某医院检查确诊为无精子症与精索静脉曲张二度。现症为头晕、耳鸣、五心烦热、盗汗、体倦乏力、面色红润、舌淡无苔、脉濡弱。证属肾阴亏虚，真阴暗耗所致。以滋补肾阴，清泄相火治之，应用冬蛤生精饮加减治疗3个疗程。1988年1月精液检查：精子计数90×10^9/升，精子成活率75%以上，活动良好。2个月后其妻已怀孕。同年12月娩出健康男婴。

[方　剂] 麦冬、白芍、菖蒲、合欢皮、茯苓、羊藿叶各15克，枸杞子、知母各20克，怀山药10克，蛤蚧1对。

[制用法] 水煎服，每剂煎2次，每日分2次服，早饭与晚饭后服用50毫升。3个月为1个疗程。

[加　减] 若气血两虚可加冬虫夏草10克；肝经湿热下注加萆薢10克，灯心草3克；心神惊恐加萱草、竹叶、远志各10克。

[功　效] 益肾填精，助气安神。

贴心提示

（1）蛤蚧又称大壁虎、仙蟾，台湾称为大守宫，全身密被圆形或多角形微有光泽的细鳞，气腥，味微咸。

（2）蛤蚧，中药材药用，性味归经：咸、平，归肺、肾经。功效：补肺益肾，纳气平喘，助阳益精。主治：肺虚咳嗽，肾虚作喘，虚劳喘咳。本品兼入肺、肾二经，长于补肺气、助肾阳、定喘咳，为治多种虚证喘咳之佳品。常与贝母、紫苑、杏仁等同出，治虚劳咳嗽，如蛤蚧丸（《圣惠方》）。

16 补肾填精方治不育症

高某，男，30岁，炊事员。1980年5月10日初诊。自诉婚后5年不育，经中西医治疗效果不佳，爱人曾到几家妇产科医院检查均正常。婚前已有头晕耳鸣、腰膝酸软、精神委靡等症，婚后又因几年未育，求子心切，色欲竭精，复罹阳痿，面色苍白，舌苔薄白，脉沉细无力。精液常规检查：外观灰白、质稀，精虫计数0.4亿，活动率40%，活动迟缓。治宜益肾填精。药用补肾填精方。每日1剂。连服40剂，精液化验正常。自觉症状消失，其爱人于1980年10月已怀孕。

[方　剂] 金樱子、菟丝子各30克，淫羊藿、枸杞子各12克，破故纸、熟地、川续断、狗脊、党参各15克，仙茅10克，肉苁蓉15～20克。

[加　减] 气虚者加北芪；腰痛者选黄精、桑寄生、乌药等；早泄可加牡蛎、山萸肉、五味子；脾虚纳少可加怀山药、云苓等。

[制用法] 水煎服，每日1剂。

贴心提示

（1）金樱子果实入药，有利尿、补肾作用；叶有解毒消肿作用；根药用，能活血散淤、拔毒收敛、祛风驱湿。扦插或用种子繁殖；对土壤要求不严，宜生于阳坡。果实含维生素C、苹果酸、枸橼酸、鞣质、皂甙等。

（2）中药菟丝子为双子叶植物药旋花科植物菟丝子、南方菟丝子、金灯藤等的种子，具有补肾益精、养肝明目、固胎止泄之功效。

17 参芪大黄等治尿频症

用本方治疗尿频症患者31例，经用药5～10剂，痊愈者28例，显效者3例。

[方　剂] 党参、黄芪各20克，生大黄（后下）、车前草、茯苓、山药、泽泻、川黄连、白术各10克，生甘草8克。

[制用法] 将上药水煎，分2～3次口服，每日1剂。5剂为1个疗程。

贴心提示

（1）党参为植物党参和中药材的统称。党参属植物。中药党参为桔梗科多年生草本植物党参、素花党参、川党参及其同属多种植物的根。党参为中国常用的传统补益药，古代以山西上党地区出产的党参为上品，具有补中益气、健脾益肺之功效。

（2）黄芪，又名黄耆，为植物和中药材的统称。中药材黄芪为豆科草本植物蒙古黄芪、膜荚黄芪的根，具有补气固表、利水退肿、托毒排脓、生肌等功效。黄芪的药用迄今已有2000多年的历史，现代研究，黄芪含皂甙、蔗糖、多糖、多种氨基酸、叶酸及硒、锌、铜等多种微量元素。有增强机体免疫功能、保肝、利尿、抗衰老、抗应激、降压和较广泛的抗菌作用。

第三章 滋养女性的老偏方

老中医不说,却一直在用的老偏方

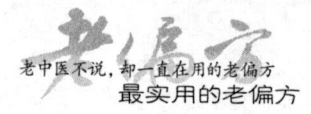

1 养血调经膏治月经不调

周小姐，25岁，一直月经不调，在使用本药膏之后，效果很好，月经规律了。

[方　剂]①当归100克，川芎50克，白芍、益母草、红花、柴胡、茯神、续断、牛膝、杜仲各20克，香附、附皮、丹皮、白术各20克，熟地、甘草、蕲艾、泽兰各12.5克。②香油1500克，黄丹600克。③人参、沉香各25克，鹿茸20克，肉桂15克（共研细末）。

[制用法]上列①组药用，②组香油炸枯，去渣，加黄丹收膏，另掺入③组药料搅匀。每张药重25克，备用。贴腹部或腰部。

[功　效]温经解郁，养血调经。

[备　注]引自《百病中医膏散疗法》。孕妇忌贴。

贴心提示

（1）益母草为唇形科植物益母草的全草。在夏季生长茂盛花未全开时采摘。性味：味辛、苦，凉。功效：活血，祛淤，调经，消水。治疗妇女月经不调，胎漏难产，胞衣不下，产后血晕，淤血腹痛，崩中漏下，尿血，泻血，痈肿疮疡。

（2）川芎性味：辛，温。归经：归肝、胆、心包经。功效：活血行气，祛风止痛。用于月经不调，经闭痛经，症瘕腹痛，胸胁刺痛，跌打肿痛，头痛，风湿痹痛。

2 葵花盘止崩漏

据《中医实用效方》介绍，此方曾治愈数十名患者，确有特效。典型病例：

胡某，女，24岁，1955年3月间患崩漏，形体消瘦，色黄，经服本方2剂痊愈。

[方　剂] 葵花盘1个（去子），黄酒适量。

[制用法] 将葵花盘晒干，用砂锅焙成炭，研为细面，过箩备用。每次3克，黄酒送服，1日3次。

[功　效] 清热解毒，达邪外出。用治崩漏。

[备　注] 服药期间忌辛辣食物及房事，崩漏初起者忌用。

贴心提示

葵花盘有清热化痰、凉血止血之功效，对头痛、头晕等有效。葵花盘研末，取5克，黄酒送服，每日3次，可治疗功能性子宫出血；葵花盘水煎服，可治疗哮喘；花盘水煎加红糖饮服，可治疗痛经。

3 牡丹甜糕治月经不调

刘女士，35岁，月经不调日久，多方调治未效，经用本方正常。

[方　剂] 牡丹花2朵，鸡蛋5个，牛奶250克，白面200克，白糖150克，小苏打少许。

[制用法] 牡丹花洗净，将花瓣摘下切成丝。鸡蛋去壳打花，同牛奶、白糖、小苏打混拌在一起，搅匀。倒一半在开了锅的湿屉布上，摊平，上面撒匀牡丹花丝，然后再倒入余下的一半混合料，摊平，盖好盖蒸20分钟，取出，扣在案板上，上面再撒牡丹花丝即成。食之。

[功　效] 益气养血，清三焦虚火，调经活血止痛。用治各种虚弱、月经不调、行经腹痛。

> **贴心提示**

（1）牡丹花性味：苦、淡，平。归经：肝经。功效：活血调经，被人们用为活血药、调经药。主治妇女月经不调，行经腹痛。

（2）血虚有寒者、孕妇及月经过多者忌食。据分析，牡丹花瓣内所含的黄芪甙性平，味微苦，无毒，有调经活血之功。

4 荔枝香附行气止痛

马某某，女，19岁，每次来月经前均有小腹疼痛，极度苦恼。后经人介绍服用该方，疼痛渐消，3个月后痊愈。

[方　剂]荔枝核，香附各等份。

[制用法]捣碎研末，黄酒调服，每次6克，每日2次。

[功　效]行气止痛。用治妇女经前小腹疼痛。

> **贴心提示**

（1）荔枝核性味：性温，味甘、微苦。功效：行气散结，祛寒止痛。用于寒疝腹痛、睾丸肿痛。《本草从新》曰："无寒湿滞气者勿服生。"

（2）香附原名"莎草"，始载于《名医别录》，列为中品。《唐本草》始称香附子。常用中药，为莎草科植物莎草的干燥根茎。始载于南北朝时期陶弘景的《名医别录》，迄今已有1500多年。性味：辛、微苦、甘，平。归经：入肝、三焦经。功效：理气解郁，调经止痛。用于肝郁气滞，胸、胁、脘腹胀痛，消化不良，月经不调，经闭痛经，寒疝腹痛，乳房胀痛。

⑤ 丝瓜络艾叶治痛经

孙某某，女，22岁，每次月经前均感小腹不适，后服用该方后痊愈。

[方　剂] 丝瓜络20克，艾叶12克，益母草30克，红糖12克。

[制用法] 水煎服。

[功　效] 温经止痛。适用于痛经轻症。

> **贴心提示**

丝瓜络为葫芦科植物丝瓜或粤丝瓜的成熟果实的维管束，又名天萝筋。性味：性凉，味甘。有通经活络、解毒消肿的功效。主治：通络，活血，祛风。用于痹痛拘挛，胸胁胀痛，乳汁不通。

⑥ 红糖山楂鲜姜散止痛

众多患者反映此方效果极佳。

[方　剂] 鲜姜15克，红糖15克，焦山楂12克。

[制用法] 水煎服。

[功　效] 散寒止痛。适用痛经较轻者。

> **贴心提示**

（1）鲜姜营养成分：蛋白质、多种维生素、胡萝卜素、钙、铁、磷等。红糖具有养血、活血的作用。姜可以加入红糖一起冲泡，能健胃整肠，驱寒解热，促进血液循环，缓和经期的不适现象。

（2）山楂酸、甘，微温，归脾、胃、肝经。消食化积。焦山楂不仅酸味减弱，且增强苦味。药用功效：山楂有重要的药用价值，自古以来就成为健脾开胃、消食化滞、活血化淤的良药。

7 向日葵子治痛经

郭某，女，17岁，每次月经来潮时均伴小腹疼痛，应用该方后痛经症状消失。

[方　剂]向日葵子25克（不去皮），山楂50克。

[制用法]水煎服。

[功　效]行气化淤止痛。适用于痛经较轻者。

贴心提示

（1）向日葵子性味：味甘，性平。功能主治：透疹，止痢，透痈脓。主治：疹发不透，血痢，慢性骨髓炎。

（2）山楂是可食用植物，质硬，果肉薄，味微酸涩。落叶灌木，枝密生，有细刺，幼枝有柔毛，小枝紫褐色，老枝灰褐色。山楂果实具有消积化滞、收敛止痢、活血化淤等功效。注意：孕妇禁食，易促进宫缩，诱发流产。

8 柴胡白芍治痛经

屡用效佳，一般1个疗程，最多3个疗程可见效或痊愈。

[方　剂]柴胡6克，白芍15克，当归、郁金、川芎各9克。

[加　减]有炎症者，加败酱草30克，银花12克，连翘9克；有子宫内膜异位症者，加血竭、制乳香、制没药各6克。

[制用法]水煎服。

[功　效] 疏肝解郁，活血止痛。适用于痛经兼乳房胀痛，心情抑郁，行经不畅有血块者。

> **贴心提示**
>
> （1）柴胡属于宿根草本，一般高40～70厘米。通常从基部分出数茎，茎基部木质化，上部多次分枝。清虚热中药，用于感冒发热、寒热往来、疟疾、肝郁气滞、胸胁胀痛、脱肛、子宫脱垂、月经不调。
>
> （2）白芍药也称白花芍药，是毛茛科芍药属植物。在中国已有悠久的栽培历史，驰名中外，其根并入药。性味：苦、酸、凉。归经：入肝、脾经。功效：养血柔肝，缓中止痛，敛阴收汗。治胸腹胁肋疼痛，泻痢腹痛，自汗盗汗，阴虚发热，月经不调，崩漏，带下。

9 活血止痛汤（丸）治痛经

徐某某，女，25岁，未婚。就诊日期：1985年10月11日。痛经已11年。14岁初潮，周期30天左右，经期7天。月经第1天即腹痛，量不多，无血块，腹痛3天后渐减。予本方治疗，服2剂后经量较多，痛止。每次行经时服4剂，连服3个周期后遂愈。

[方　剂] 制香附15克，当归15克，元胡10克，肉桂6克。

[加　减] 经行不畅或量少有淤血者加丹参15克。

[制用法] 煎汤，月经来时或来前1日每日1剂，1日2～3次分服。亦可研末炼蜜为丸，每粒10克，每服1～2粒，1日3次，连服数日。

[功　效] 香附理气舒肝，调经止痛；当归补血和血，调经止痛；元胡活血理气止痛；肉桂通血脉，散寒止痛。四药合用，相得益彰，有理气活血、散寒调经止痛之功。

[备　注] 月经时忌食生冷，避免七情刺激。

> **贴心提示**

（1）制香附性味：味辛、微苦、甘，性平。功效：疏肝理气，调经止痛。传统应用：主治肝气郁滞、胸闷胁痛、胃病、腹痛以及月经不调、痛经等病症。在治疗六郁证胸闷腹胀的越鞠丸中，在治疗脘腹疼痛的良附丸中，在调经的妇科八珍片中，香附都是主要药物。

（2）元胡为罂粟科紫堇属多年生草本植物，元胡性温，味辛、苦，入心、脾、肝、肺，是活血化瘀、行气止痛之妙品，尤以止痛之功效著称于世。李时珍在《本草纲目》中归纳元胡有"活血，利气，止痛，通小便"四大功效，并推崇元胡能"行血中气滞，气中血滞，故专治一身上下诸痛"。

⑩ 小茴香治疗各型痛经

用本方治疗痛经患者29例，均获得满意疗效。

[方　剂] 小茴香20克，茶树根20克，凌霄花根30克，红糖12克。
[制用法] 水煎服。
[功　效] 化瘀止痛。适用于各型痛经。

> **贴心提示**

（1）小茴香的种子是调味品，而它的茎叶部分也具有香气，常被用做包子、饺子等食品的馅料。其所含的主要成分是茴香油，能刺激胃肠神经血管，促进消化液分泌，增加胃肠蠕动，排除积存的气体，所以有健胃、行气的功效。

（2）茶树根性味：苦，凉。归经：归心、肾经。功效：强心利尿，活血调经，清热解毒。主治：心脏病、水肿、肝炎、痛经、疮疡肿毒、口疮、汤火灼伤、带状疱疹、牛皮癣。

⑪ 辣椒根方治功血

林某，29岁，不规则阴道出血12年，诊断为功能性子宫出血。每次均须刮宫治疗。此次阴道出血18天，在门诊用黄体酮、麦角新碱、丙酸睾酮等治疗无效，乃收住院。开始仍用雌激素等，治疗无效。第4天用辣椒根治疗，3天后阴道出血停止。再服2剂，观察5天痊愈出院。第2个月来月经后1次性交即受孕。通过31例的治疗追访观察，一般服用2~3剂能止血，治愈病例大都能恢复月经周期，其中2例已怀孕，仅2例复发。

[方　剂] 辣椒根15克（鲜品加倍，以辛辣的较好），鸡爪2~4只。

[制用法] 洗净，共煎。每日服1剂，煎服2次血止后须继续服5~10剂，以巩固疗效。

[功　效] 治功能失调性子宫出血。

贴心提示

（1）鸡爪又名鸡掌、凤爪、凤足，多皮、筋，胶质大。常用于煮汤，也宜于卤、酱。鸡爪可是一道上档次的名菜，其烹饪方法也较复杂。

（2）要注意有一些不法商贩在鸡饲料中添加激素，导致鸡肉中激素残留，也会影响人体健康。孕妇食用了含有激素的鸡，会导致回奶、过度肥胖；未成年人还会导致性早熟。

⑫ 芹菜大戟治痛经

用本方治疗痛经患者15例，经用药3~7日，均获治愈或好转。

[方　剂] 干芹菜30克，大戟15克。

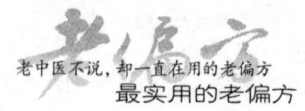

［制用法］水煎经前服。

［功　效］散结止痛。用治经前下腹痛。

贴心提示

（1）中药大戟是茜草科植物红芽大戟或大戟科植物京大戟的根。性味：苦，寒，有毒。归经：入肺、脾、肾经。

（2）大戟泄水逐饮：主治水肿胀满、二便不通、形证俱实者。也可用于痰饮积聚，胸膈胀满，胁肋隐痛。消肿散结，可用于痈肿疮毒及痰火瘰疬，内服外用均可。

13 荔枝茴香苏木酒散寒止痛经

林某，女，23岁，患痛经已5年多，服用本方治疗，7天后即明显减轻，半个月痊愈，随访3个月未见复发。

［方　剂］荔枝核200克，小茴香100克，苏木100克，白酒1瓶。

［制用法］荔枝核砸碎。连同核壳与小茴香、苏木泡入酒中，20日后可用，每次1杯。

［功　效］散寒行气止痛。用于妇女经期疼痛明显者。

贴心提示

（1）荔枝核是无患子科植物荔枝的干燥成熟种子。夏季采摘成熟果实，除去果皮及肉质假种皮，洗净，晒干。性味：性温，味甘、微苦。归经：归肝、肾经。功效：行气散结，祛寒止痛。用于寒疝腹痛，睾丸肿痛。要注意无寒湿滞气者勿服。

（2）小茴香在我国各地普遍栽培。夏末、秋初果实成熟时采收，除杂质，晒干用。含有挥发油成分，主要有茴香脑、小茴香酮、甲基胡椒酚、茴香醛等成分。功用：开胃进食，理气散寒，有助阳道。主治：中焦有寒，食欲减退，恶心呕吐，腹部冷痛，疝气疼痛，睾丸肿痛，脾胃气滞，脘腹胀满作痛。但是要注意：有实热、虚火者不宜食用。

14 刺梨根治疗寒证痛经

用本方治疗痛经患者37例，经用药2～3天痊愈者15例，4～5天痊愈者13例，5～7天痊愈者9例。

[方　剂] 刺梨根20克，金樱子根、桑根各20克，葱白20克，食盐20克。
[制用法] 将药物加工炒热，布包外熨烫小腹部。
[功　效] 温经止痛。适用于寒证痛经。

贴心提示

刺梨根是蔷薇科植物刺梨的根，植物形态像"刺梨"条。根、茎均含鞣质。性味：甘、酸、平。主治：健胃，消食，止泻，涩精。治胃痛，泄泻，痢疾，遗精，崩漏，带下，久咳。

15 野油菜治闭经

牛某某，女，20岁，患继发性闭经半年，经用本方治疗后痊愈。

[方　剂] 野油菜30克，胎盘1个，核桃树寄生12克，桑寄生12克。
[制用法] 炖服，每日2次。
[功　效] 补肾养血通经。适用于虚证闭经。

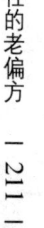

贴心提示

（1）油菜，又叫油白菜、苦菜，是十字花科植物油菜的嫩茎叶。油菜中含多种营养素，维生素C丰富。油菜味辛，性温，无毒，入肝、肺、脾经。茎、叶可以消肿解毒，治痈肿丹毒、血痢、劳伤吐血。

（2）产妇分娩后的胎盘还是一种中药，称之为人胎衣、紫河车。性味：性温，味甘、咸。归经：归肺、肝、肾经。主治：益气养血，补肾益精。用于虚劳羸瘦，虚喘劳嗽，气虚无力，血虚面黄，阳痿遗精，不孕少乳。

16 桑葚红花治闭经

据《中医杂志》介绍，效果佳，值得推广应用。

[方　剂] 桑葚子25克，红花5克，鸡血藤20克，黄酒适量。

[制用法] 加黄酒水煎服。

[验　证] 补血行血，通滞化淤。用治闭经。

贴心提示

桑葚子为桑科落叶乔木桑树的成熟果实，桑葚子又叫桑果、桑枣，农人喜欢食用其成熟的鲜果，味甜汁多，是人们常食的水果之一。归经：归肝、肾经。桑葚子功能：滋阴补血，生津，润肠。主治：久病体虚，肝肾阴亏，腰膝酸软，目暗耳鸣，关节不利，肠燥便秘，津亏血少，潮热遗精，糖尿病等。

17 闭经疏养汤治疗功能性闭经

刘某某，女，26岁，农民。经停1年有余，经治未潮。患者从17岁初潮，始至不规则，逐渐如期而至，但未孕。1年前，因感冒咳嗽，咽痛，鼻出血，月经当期而未潮，不到两月后，经3次尿妊娠试验（HCG）均阴性，又两月，乃经某妇科诊断性刮宫及子宫内膜活检，提示卵巢可排卵，宫腔大小形态正常。又以黄体酮、己烯雌酚注射口服试验为阳性，疑似丘脑下部或卵巢性闭经，并用中西药治疗，仍无月经来潮。现不时感腰腿酸重，头昏，少寐，乏力，脉涩，苔薄白，舌淡红。诊为继发性闭经（功能性）。辨证：气血两虚，胞宫淤滞。方用闭经疏养汤，隔日1剂，连服80余剂，又以本方制丸1剂以善后。经近1年的治疗，月经已来潮，并趋正常。

[方　剂] 潞党参30克，炒白术10克，白茯苓10克，甘草30克，当归30克，杭白芍30克，川芎6克，熟地30克，漏芦10克，鬼箭羽10克，路路通10克，炮山甲6克，全蝎2克（研末分3次冲服），蜈蚣1克，土鳖虫6克，水蜂6克，茺蔚子10克，醋香附10克，茜草根15克。

[制用法] 隔日1剂，水煎3次，1日分3次服。90剂为1个疗程。亦可制丸服。

[功　效] 益气养血，通络行淤。

贴心提示

（1）党参为植物党参和中药材的统称。党参属植物。中药党参为桔梗科多年生草本植物党参、素花党参、川党参及其同属多种植物的根。党参为中国常用的传统补益药，具有补中益气、健脾益肺之功效。现代研究发现，党参含多种糖类、酚类、甾醇、挥发油、黄芩素葡萄糖苷、皂甙及微量生物碱，具有增强免疫力、扩张血管、降压、改善微循环、增强造血功能等作

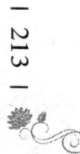

用。此外，对化疗、放疗引起的白细胞下降有提升作用。

（2）白术，多年生草本，喜凉爽气候，以根茎入药，具有多项药用功能。功效：健脾益气，燥湿利水，止汗，安胎。用于脾虚食少，腹胀泄泻，痰饮眩悸，水肿，自汗，胎动不安。

18 墨鱼猪肉补虚止带

杨某，女，30岁，白带过多已久，服药无效，身体日渐消瘦，服本方5日而愈。又，樊某，女，46岁，漏症已愈，白带如涕，绵绵不绝，头昏闷，精神不振，面黄，苔白，脉缓弱，服药不愈。用本法服5日，白带减少，又服2剂而愈。

［方　剂］墨鱼2个，瘦猪肉250克。

［制用法］2味加食盐煮食。每日吃1次，连吃5日。

［功　效］补虚损，止带下。用治妇女白带过多。

贴心提示

（1）乌贼可以说全身是宝，不但味感鲜脆爽口，具有较高的营养价值，而且富有药用价值。乌贼味咸、性平，入肝、肾经，具有养血、通经、催乳、补脾、益肾、滋阴、调经、止带之功效，用于治疗妇女经血不调、水肿、湿痹、痔疮、脚气等症。李时珍称墨鱼为"血分药"，是治疗妇女贫血、血虚经闭的良药。

（2）食用乌贼的注意事项：脾胃虚寒的人应少吃；高血脂、高胆固醇血症、动脉硬化等心血管病及肝病患者应慎食；患有湿疹、荨麻疹、痛风、肾脏病、糖尿病、易过敏等疾病的人忌食；乌贼鱼肉属动风发物，故有病之人酌情食用。

19 向日葵梗或根荷叶治带下

张某某，女，24岁，经服本方后痊愈。

[方　剂] 向日葵梗或根12克，荷叶12克，红糖适量。
[制用法] 以向日葵梗或根与荷叶加水3碗煎至半碗，加红糖当引子。每日2次，饭前空腹服下。
[功　效] 温中止带。用治白带过多。

> **贴心提示**
>
> （1）向日葵一身是药，其种子、花盘、茎叶、茎髓、根、花等均可入药。根可清热利湿，行气止痛；茎髓为利尿消炎剂，可健脾、利湿、止带。
>
> （2）荷叶含有莲碱、原荷叶碱和荷叶碱等多种生物碱及维生素C、多糖。荷叶味苦、辛、微涩，性凉，归心、肝、脾经；有清香升散、消暑利湿、健脾升阳、散瘀止血的功效。主治暑热烦渴，头痛眩晕，水肿，食少腹胀，泻痢，白带，脱肛，吐血，衄血，咯血，便血，崩漏，产后恶露不净，损伤瘀血。

20 荞麦粉蛋清治带下病

据《锦方实验录》介绍：易某，女，38岁。自诉患带症已8年，带下黄白相兼，并觉灼热疼痛，小便腹胀，头晕目眩，手指发冷，食欲不振，面色苍白，身微热。服此方1剂即愈。

[方　剂] 荞麦粉500克，鸡蛋10个，甘草末60克。

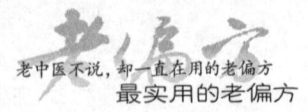

［制用法］将荞麦粉炒成金黄色，晾凉，鸡蛋清倒入碗内，放入甘草末搅拌，再加入荞麦粉和温水调成小丸，晒干备用。每日早、晚各1次，每次30克，以开水送下。

［功　效］健脾祛湿，理中止带。用治白带黄白相兼，伴小便胀满、头晕目眩、食欲不振、面色苍白、身有微热。

贴心提示

（1）荞麦，属于蓼科双子叶植物，起源于我国，是唯一作粮用的蓼科植物。荞麦具有很好的营养保健作用和食疗作用。荞麦味甘、性平；具有益气力、续精神、利耳目、降气宽肠、健胃之功效。

（2）荞麦粉适合人群：一般人群均可食用，对于糖尿病患者更为适宜；适宜食欲不振、饮食不香、肠胃积滞、慢性泄泻、出黄汗之人和夏季痧症者食用；脾胃虚寒、消化功能不佳、经常腹泻、体质敏感之人不宜食用。

21 六神丸外用治滴虫性阴道炎

张某某，38岁，教师，1986年10月2日诊。结婚12年，生育2胎，5年前曾行女扎术。近年自觉阴道有刺痛和烧灼感，外阴瘙痒，白带频多，呈泡沫状，有腥臭味。经县医院妇产科检查诊为滴虫性阴道炎。曾用中西药物内服外洗均无效。处方：30粒装六神丸6支，分次按本法治疗，连续施药12天，阴痒除，带下止。经2年随访未见复发。

［方　剂］本丸是中成药，药店有售。

［制用法］患者临卧前用洁净温水清洗外阴，上床后仰卧位，取六神丸15粒塞入阴道，每晚1次，经期停用。6日为1个疗程，一般在2个疗程内痊愈。

［功　效］治阴道炎有疗效。

> **贴心提示**
>
> 六神丸主要成分：人工牛黄、麝香、蟾酥、珍珠粉、冰片、百草霜等。
> 服用六神丸注意事项：孕妇忌服；运动员慎用。

22 三黄粉治阴道炎

汪某，女，24岁。主诉：白带量多，色黄，有臭味，外阴及阴道瘙痒。检查：阴道及宫颈弥漫性充血。白带镜检：滴虫（＋），脓球（＋＋＋）。先用0.1%高锰酸钾冲洗阴道，取呋喃西林粉0.5克撒布阴道内，每日1次，连用6日，症状不减。停药1周查白带，滴虫（＋），脓球（＋＋＋＋）。冲洗后改用三黄粉1克撒布阴道内，用药4次，白带大减，瘙痒停止，阴道黏膜及宫颈颜色转为正常，用药8次后白带正常，停药4日，查白带无滴虫，脓球消失。

[方　剂] 黄连、黄芩、黄柏、紫草根各60克，枯矾、去水硼砂各120克，冰片2克。

[制用法] 先将黄连、黄芩、黄柏、紫草根烘干研粉，过120目筛，再将枯矾、冰片研末过筛，再将硼砂置于铁锅内烤干去水后过筛，装瓶密封备用。用时先排空小便，用窥阴器扩开阴道，以0.1%高锰酸钾液冲洗阴道、外阴。擦干阴道、外阴，用药匙取三黄粉2克，撒布阴道内，再用棉签蘸取药粉撒布在阴道口、小阴唇皱褶及大小阴唇沟。每日治疗1次，5～7日为1疗程。

[疗　效] 治疗霉菌性、滴虫性阴道炎共380例。结果：属霉菌性阴道炎者345例，其中痊愈276例（阴部瘙痒症状消失，白带减少，阴道黏膜红肿消失，分泌物镜检霉菌或滴虫消失），好转69例（阴部瘙痒症状消失，白带减少，阴道黏膜红肿消失，分泌物镜检霉菌或滴虫少许）。属滴虫性阴道炎者35例，治后均痊愈。

> **贴心提示**
>
> 黄连性味：苦，寒，无毒。归经：归心、脾、胃、肝、胆、大肠经。功能主治：清热燥湿，泻火解毒。用于湿热痞满，呕吐吞酸，泻痢，黄疸，高热神昏，心火亢盛，心烦不寐，血热吐衄，目赤，牙痛，消渴，痈肿疔疮，外治湿疹，湿疮，耳道流脓。

㉓ 鬼针草洗剂治疗阴道炎

傅某，女，26岁，未婚，工人。1986年5月27日初诊。外阴瘙痒伴豆腐渣样白带2年余，曾在某人民医院检出酵母菌，经治后症状暂缓解，但常反复发作，瘙痒难忍，影响工作。面色萎黄，舌淡、苔腻，脉滑。妇检：外阴发育正常，阴道口周围有白膜样分泌物覆盖，拭之不易脱落（未做双合诊），取分泌物实验室检出酵母菌，诊为霉菌性阴道炎。中医诊为阴痒（湿热下注）。用本方治疗后，一次即瘙痒减，3次后瘙痒全消，白带减少。1周后妇检：外阴、阴道口白膜样分泌物消失，白带明显减少，瘙痒全消。共治2个疗程，取白带化验未找出致病菌。追访3个月取白带复查，未找出致病菌。

[方　剂] 新鲜鬼针草全草和蛇泡筋全草各60克。

[制用法] 水煎出味，将药液倒在盆内，趁热熏后坐盆浸洗，边浸边洗净阴道分泌物。

[疗　效] 共治20例，其中霉菌性阴道炎7例，滴虫性阴道炎3例，外阴瘙痒、外阴炎10例，病程最长11年，短则3天，全部治愈，且无不良反应。个别合并宫颈糜烂Ⅰ～Ⅱ度，经治糜烂面亦好转或治愈。发病早期，病程短，及时治疗，则疗效好。一般经1次用药，瘙痒症减，用药3次后，瘙痒全消，10天为1疗程。外阴炎疗效好，3天即见效，而霉菌性和滴虫性阴道炎疗程较长，需1～2个疗程方可治愈。

［备　注］治疗期间勿使用其他药，禁房事；内裤需煮沸消毒，勤换勤晒；月经期禁止用药；已婚者夫妇同时治疗为好。

> **贴心提示**
>
> 鬼针草，为菊科一年生草本植物，生于海拔50～3100米的路边荒地、山坡及田间。国内外均有分布，为我国民间常用草药，可在夏、秋季开花盛期收割地上部分，拣去杂草，鲜用或晒干，以全草入药。性味：味苦，性微寒。归经：归肝、肺、大肠经。《中华本草》功效分类为：清热解毒药、消肿药。

24 柳叶粉等治外阴湿疹

用此药治疗外阴湿疹患者146例，其中治愈率达97.2%，好转率2.8%。

［方　剂］柳叶粉500克，纯酒精500毫升，樟脑10克，依沙吖啶1克，冰片适量。

［制用法］将柳叶及嫩柳枝尖晒干，碾后过筛，取柳叶粉加入纯酒精，浸泡7日过滤，放入樟脑、依沙吖啶、冰片，加入凉开水至100毫升，即成复方柳叶浸剂备用。用时1∶5000高锰酸钾液冲洗外阴，再用复方柳叶浸剂，涂擦阴道和外阴，每日1次，连用4日。

> **贴心提示**
>
> （1）柳叶为杨柳科植物垂柳的叶，每年春、夏采摘，味苦，性凉，无毒，具有清热、透疹、利尿、解毒的功效。内服用于治疗上呼吸道感染、气管炎、肺炎、膀胱炎、咽喉炎等各种炎症感染，外敷用于疖肿、化脓性腮腺炎、乳腺炎等症。
>
> （2）樟脑性味：辛，热，有毒。归经：归心、脾经。功效：除湿杀虫，温散止痛，开窍辟秽。主治：疥癣瘙痒，跌打伤痛，牙痛。

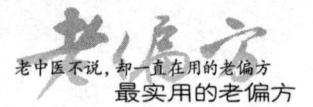

25 地锦草等治外阴湿疹

用本方治疗外阴湿疹患者213例，经用药1～3个疗程，治愈者208例，显效者5例。

[方　剂]地锦草、地稔各100克，川黄柏、生川军(焙黄)、五倍子各50克，雄黄、密陀僧、青黛各20克，冰片8克，炉甘石、轻粉各10克。

[制用法]将上药共研为极细末，过120目筛后装瓶备用。用时取药末适量，加入蜂蜜调成稀糊状，涂擦局部，每日2～3次，5日为1个疗程。必要时包扎，直至痊愈为止。

贴心提示

（1）地锦草是一种大戟科植物，中药材，在夏、秋两季采收，除去杂质，晒干。能够清热解毒，利湿退黄，活血止血。主治：痢疾、泄泻、黄疸、咳血、吐血、尿血、便血、崩漏、乳汁不下、跌打肿痛及热毒疮疡等。

（2）地稔是野牡丹科野牡丹属植物，又称野落茄、地石榴、铺地锦，是一种值得推广应用的优良观赏地被植物。果含鞣质，亦可食；根及全株入药，有解毒消肿、祛淤利湿之效。

26 芒硝治倒经

倒经又称代偿性月经，指女子月经来潮伴有鼻出血，且与月经规律一致。用本方治疗倒经患者31例，经用药1～2剂均获治愈。

[方　剂]芒硝50克，生甘草10克。

[制用法]将上药水煎1小时后，过滤去渣，1次顿服。若未愈可再服1剂。

> **贴心提示**

甘草，系豆科多年生草本植物。甘草多生长在干旱、半干旱的荒漠草原、沙漠边缘和黄土丘陵地带。据测定，甘草中甘草酸的含量多在10%左右，还有甘露醇、葡萄糖等多种成分。由于甘草酸的甜度高于蔗糖50倍，甘草真是名副其实的"甜草"。甘草入药已有悠久历史。早在2000多年前，《神农本草经》就将其列为药之上乘。功效：补脾益气，清热解毒，祛痰止咳，缓急止痛，调和诸药。用于脾胃虚弱，倦怠乏力，心悸气短，咳嗽痰多，脘腹、四肢挛急疼痛，痈肿疮毒，缓解药物毒性、烈性。

27 珍珠母液治倒经

用此药治疗倒经患者13例，未婚9例，已婚4例，年龄均在35岁以内。13例中，服药5剂治愈者4例，10剂治愈者3例，15～20剂治愈者4例，无效2例。

[方　剂] 鲜生地、珍珠母（先煎）各30克，丹皮炭12克，焦山栀、荆芥炭、黄芩各6克，牛膝炭15克，生甘草3克。

[制用法] 将上药水煎，早、晚各服1次，于周期性鼻出血前服完5剂，每日服1剂。如无效果，可于下个月周期性鼻出血前服5剂。

> **贴心提示**

珍珠母，贝类珍珠层的粉末，具有平肝潜阳、安神定惊、清肝明目的功效。性味：咸、寒。归经：归肝、心经。功能主治：平肝，潜阳，定惊，止血。主治：头眩，耳鸣，心悸，失眠，癫狂，惊痫，吐血，衄血，妇女血崩。注意宜忌：胃寒者慎服。

28 蒲氏老年血崩汤治疗阴道出血

赵某，18岁，工人，1983年11月21日入院。患者20天前月经量多，经用西药止血、输血治疗后出血逐渐减少，但始终未干净。近2天出血如崩，色紫暗，有如猪肝色样血淤块，下腹隐痛，伴头晕目眩，烦躁口干，大便干结，舌红苔黄，脉数。西医诊为青春期功能性子宫出血。中医诊为崩漏（血热夹淤），治以清热凉血，化淤止血，方用清热固经汤加味。服药4剂，出血略减，仍有淤块，余症无变化。予蒲氏老年血崩汤去熟地加生地30克，地榆炭、白头翁各60克。服药2剂，出血止，腹痛减，但仍口渴，烦躁，腰酸痛，舌红苔黄。血虽止而热仍存继，以滋阴清热补肾为主，方用四物汤加味，服1周而愈。

[方　剂] 阿胶、熟地、当归、冬瓜仁各30克，红花20克。

[制用法] 上药加水4000毫升，文火煎至300毫升，将药汁倒出；再加水300毫升，煎至250毫升，倒出药汁；再加水250毫升浓煎，将药汁全部倒出。把3次药汁混合，每次服200毫升，每日服3次，饭前服，冬天加温后服，每日1剂。

[加　减] 血热者熟地改生地，加黄芩12克；气虚加黄芪30克；阴虚加地骨皮15克；暴崩加地榆炭及白头翁30～60克；虚寒加艾叶15克；出血鲜红、无淤块者，当归、红花各减10克。

[疗　效] 治疗功能性子宫出血、子宫肌瘤出血等阴道出血54例，全部治愈。其中77.8%患者服药1～3日即达止血效果。对明显淤滞证的止血疗效尤佳。

（1）阿胶与人参、鹿茸并称"滋补三大宝"，滋阴补血，延年益寿。性味：甘，平。归经：归肺、肝、肾经。功效：补血，止血，滋阴润燥。

（2）阿胶用于血虚萎黄、眩晕、心悸等，为补血之佳品，常与熟地黄、当归、黄芪等补益气血药同用。

29 川黄柏等治宫颈糜烂

用本方治疗子宫颈糜烂患者168例，其中，治愈者162例，显效者5例，无效者1例。一般治疗1~2个疗程获愈或显效。

[方　剂] 川黄柏、紫草、儿茶、五倍子、白芨各100克，冰片10克。

[加　减] 若白带量多、秽味明显者，加苦参、川黄柏、白头翁各50克；若宫颈糜烂面较深者，加煅石膏、蛤粉、三七粉各50克；若宫颈充血明显伴小腹及阴道灼热感者，加青黛、鱼腥草各50克。

[制用法] 将上药共研为极细末，过120目筛后，消毒密封备用。用时，以消毒带线棉球蘸药粉贴子宫颈糜烂面，第2天取出棉球，隔日冲洗换药。用药1周为1个疗程。若治疗2个疗程未见明显好转，则改用其他方法治疗。用药期间，禁止性生活，月经期间，停止治疗。

贴心提示

黄柏主要分为川黄柏和关黄柏，川黄柏主产区在四川、湖北、贵州、云南、江西、浙江等省，关黄柏主产区在东北和华北地区。黄柏为芸香科植物黄皮树的干燥树皮，具清热解毒、泻火燥湿等功能。

30 鱼腥草油膏治宫颈糜烂

引自1976年《赤脚医生杂志》第10期。治疗43例，效果良好。

[方　剂] 鲜鱼腥草、香油各500克，蜜蜡60克。

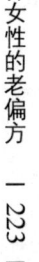

[制用法] 香油煎开，将洗净晾干的鱼腥草放入油内共煎，5分钟后用纱布过滤去渣，再将蜜蜡放入滤液内，冷却后成糊状备用。用1∶5000的高锰酸钾溶液冲洗净阴道，除去宫颈分泌物后，用消毒带尾的棉球涂上此膏贴在宫颈糜烂处。每日1次，治愈为度。

[功　效] 清热解毒，生肌定痛。

[验　证] 治疗115例，痊愈68例，好转26例，中途停治21例。

贴心提示

鱼腥草为三白草科多年生草本植物蕺菜的干燥水上部分。性味：性微寒，味苦。归经：归肺、膀胱、大肠经。功能：清热解毒，排脓消痈，利尿通淋。主治：肺痈吐脓，痰热喘咳，喉蛾，热痢，痈肿疮毒，热淋。

31. 泥鳅土豆外敷治乳痈

张某某，女，27岁。产后半年哺乳期，因工作忙未及时给孩子吃奶，右乳房出现红肿、胀痛，右侧卧位时疼痛加重，伴发热（体温38.3℃）。检查：右乳房外观红肿，扪之有结节，压痛明显，肌注青霉素、链霉素5天无效。经用该方外敷1次后疼痛明显减轻，体温正常；2次后诸症消失而告愈。

[方　剂] 土豆1个（要选用无斑点者），泥鳅1条（约10厘米长为佳）。以上为1次量。

[制用法] 将土豆洗净和泥鳅同时放入器皿中捣烂，捣至黏腻沾手时，取出做成小饼（大小视病灶）贴敷患处，每日1次，一般2次即见效。

[功　效] 治乳痈有良效。

> **贴心提示**
>
> 乳痈（红、肿、热、痛）有硬结者均可外敷。如遇有化脓开口者，可先用依沙吖啶纱条引流，外加敷料后，再敷此药饼。

32 何首乌等治女性更年期综合征

用本方治疗妇女更年期综合征患者76例，经用药1～2个疗程，其中，治愈者73例，好转者2例，无效者1例。

[方　剂] 何首乌15克，怀山药、山萸肉、仙茅、益母草、生地黄、熟地各12克，茯苓、丹皮、炒当归、炙甘草各10克。

[制用法] 将上药水煎3次后合并药液，分3次日服，每日1剂。1周为1个疗程。

> **贴心提示**
>
> （1）何首乌，为蓼科多年生缠绕藤本植物。根细长，末端成肥大的块根，外表红褐色至暗褐色。性味：味苦、甘、涩，性微温。归经：归肝、肾经。中药功效：解毒，消痈，润肠通便。用于瘰疬疮痈，风疹瘙痒，肠燥便秘，高血脂。
>
> （2）山萸肉为山茱萸科植物山茱萸的干燥成熟果肉。性味：酸、涩，微温。归经：归肝、肾经。主治：补益肝肾，涩精固脱。用于眩晕耳鸣，腰膝酸痛，阳痿遗精，遗尿尿频，崩漏带下，大汗虚脱，内热消渴。

33 白芍等治女性更年期综合征

用本方治疗女性更年期综合征患者125例，其中，治愈者122例，有效者3例。

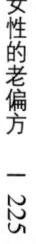

服药1个疗程治愈者38例，2个疗程治愈者42例，3个疗程治愈者42例。治程中未见不良反应。

[方　剂] 白芍20克，仙灵脾、菟丝子、覆盆子、女贞子、生地、紫草、桑寄生、钩藤、制香附、生麦芽各15克，全当归、甘草各10克。

[加　减] 若烦躁不安者，加大枣5枚，淮小麦、炙甘草、柏子仁、远志各10克；若神疲乏力、大便稀溏者，加怀山药、茯苓、党参、白术各10克；若头晕耳鸣者，加女贞子、石决明、夏枯草、墨旱莲各10克；苦失眠心悸者，加酸枣仁、制何首乌、麦门冬、北沙参、五味子各10克；若自汗、盗汗者，加北黄芪30克，浮小麦、糯稻根各20克。

[制用法] 将上药水煎，每日1剂，10日为1个疗程，用2～3个疗程，以巩固疗效。

贴心提示

（1）白芍是在夏、秋采挖已栽植3～4年的芍药根，除去根茎及须根，洗净，刮去粗皮，入沸水中略煮，使芍根发软，捞出晒干。芍药，初载《本经》，从陶弘景开始，分为白芍药、赤芍药两种。目前，白芍药多为栽培种，赤芍药则多为野生种，

（2）仙灵脾又名淫羊藿，是小檗科植物心叶淫羊藿，具有很高的药用价值。性味：辛、甘、温。归经：归肝、肾经。主治功能：补肾阳，强筋骨，祛风湿。适宜人群：阳痿、宫冷不孕、阳虚性高血压、更年期综合证人群。但是要注意：阴虚火旺、阳强易举者禁服。

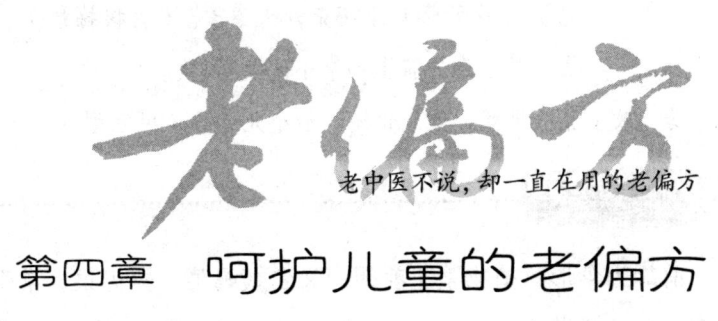

老中医不说,却一直在用的老偏方

第四章 呵护儿童的老偏方

1. 加味杏苏散治小儿风寒感冒

屡用效佳，一般2次可愈。

[方　剂] 杏仁、苏叶、前胡、半夏、陈皮、桔梗、枳壳、茯苓、甘草各1克。

[制用法] 将上药研为细末，备用。上药加白蜜糖75克，连须葱白3根捣烂如泥状，另用萝卜汁10克，大枣3克（去核捣烂），令诸药成药饼状，敷于患儿脐上，半小时换药1次。

[功　效] 疏散风寒，理气化痰。治小儿感冒（风寒型）。

贴心提示

前胡为伞形科植物紫花前胡，又名姨妈菜、罗鬼菜，常生荒坡、山地路旁、草地或灌丛中，分布于山东、河南、江苏、浙江、安徽、江西、福建、台湾、湖北、四川、广东和广西等省（自治区），日本、朝鲜和俄罗斯也有。前胡采收和储藏：栽后2～3年秋、冬季挖取根部，除去地上茎及泥土，晒干或低温干燥。

2. 葱豉泥治小儿风寒感冒

引自1979年《上海中医药杂志》第2期。患者经过试用，效果很好。

[方　剂] 香豉3克，葱白头3根。

[制用法] 将香豉研末、葱白头捣烂如泥，2味混合加入滚开水少许调和，备用。敷贴于劳宫穴（双）上，外以纱布包扎固定。

[功　效] 疏散风寒。用于小儿风寒感冒。

贴心提示

葱白，为百合科植物葱近根部的鳞茎。我国各地均有种植，随时可采。采挖后，切去须根及叶，剥去外膜，鲜用。归经：胃经。功效：发表，通阳，解毒，杀虫。

3 薷膏汤治疗小儿夏季高热

姚某某，女，4岁，1983年8月5日初诊。患儿夜晚纳凉感寒，翌日清晨高热烦躁，注射青霉素及复方氨基比林等药，体温未降，遂来就诊。诊时高热无汗，微恶风寒，口渴引饮，面赤，烦躁不安，舌红、苔薄黄，脉浮数，体温40.2℃。血检：白细胞$4.5×10^9$/升、中性粒细胞50%、淋巴细胞42%。乃因盛夏之际，暑热内蕴，复为寒闭所致。投以薷膏汤2剂。1剂后，遍身微微汗出，热度渐退，神情安定。2剂药毕，体温降至正常。

［方　剂］香薷3克，生石膏30克（打碎先煎）。

［制用法］水煎服。

［功　效］治小儿高热有良效。

贴心提示

香薷，中药名，能发汗解暑，行水散湿，温胃调中。主治：夏月感寒饮冷，头痛发热，恶寒无汗，胸痞腹痛，呕吐腹泻，水肿，脚气。香薷性味：味辛、甘，性温，无毒。归经：入足少阳胆经、手太阴肺经、手阳明大肠经。

4 葛根汤治小儿发热

李某，11岁，发热1周，体温波动于38～39℃。症见恶寒发热，身痛无汗，咳嗽咳痰，痰质清稀色白，腹胀纳呆，大便干涩，舌淡、苔白腻，脉紧滑。以葛根汤为主方，佐神曲、法半夏、陈皮、厚朴各10克，服1剂。是晚遍身微汗出，翌晨大便1次，量多气臭，体温降至36.5℃。

〔方　剂〕葛根10～15克，麻黄3～6克，桂枝6～10克，芍药6～10克，大枣3枚，生姜9克，甘草3克。

〔制用法〕水煎服，每日1剂，分两次服。

〔疗　效〕陈菊仙老中医运用此方治疗小儿发热110例，疗效满意。

〔备　注〕此为1～7岁量，用时可按年龄酌情加减。兼肺咳或胃肠症，辅以二陈汤或平胃散。

贴心提示

（1）葛根，为豆科植物野葛，是中国南方一些省区的一种常食蔬菜，其味甘凉可口，常作煲汤之用。其主要成分是淀粉，此外含有约12%的黄酮类化合物，包括大豆（黄豆）甙、大豆甙元、葛根素等10余种，并含有胡萝卜甙、氨基酸、香豆素类等。

（2）葛根适用人群：成年男子，经常饮酒、抽烟的人士，酒精代谢中毒者；预防肝炎，提高肝脏解毒功能，修复肝损细胞的人群；高血压、高血脂、高血糖及偏头痛等心脑血管病患者；更年期妇女，易上火人群，女性滋容养颜，中老年人日常饮食调理等；预防黑斑、青春痘、肝斑的人群。

5 大柴胡汤治疗小儿高热

一名患儿,用本药方按文中介绍的方法服用。服1剂后,热即退。

[方　剂] 柴胡、黄芩、法半夏、枳实、白芍各10克,大黄6克,大枣3枚,生姜3片。

[制用法] 第1剂中大黄后下。若患儿服药后腹泻1~2次,第2剂中大黄可同煎;如患儿热退,则可去掉大黄。5岁以下患儿减半量。

[疗　效] 用此方治疗小儿高热39例,均接受足量抗生素和解热药治疗无效而转中医治疗。其中男21例,女18例,年龄2~12岁,体温最高40.5℃、最低38℃,病程最长34天、最短3天。服第1剂退热者17例,服2剂退热者14例,服3~6剂退热者6例,2例因右下肺肺炎服药无效。

> **贴心提示**
>
> (1)柴胡生于沙质草原、沙丘草甸及阳坡疏林下。资源分布:原产中国东北、华北、西北各地,朝鲜、日本、俄罗斯也有分布。性味:苦,微寒。归经:归肝、胆经。功能:疏散退热,升阳舒肝。
>
> (2)柴胡为清虚热中药,主治:感冒发热,寒热往来,疟疾,肝郁气滞,胸肋胀痛,脱肛,子宫脱垂,月经不调。

6 外敷方治肺炎

老张3岁的儿子患有肺炎,在使用过本方之后,病情得到很好的转变。

[方　剂] ①栀子30克,雄黄9克,细辛、没药各15克。②大黄、黄柏、泽

兰、侧柏叶、薄荷各等份。

[制用法] 上2方均为细末，贮瓶备用。随症选用，每取适量，方①用醋调，方②用茶水调，贴敷于胸部啰音密集区，并保持敷药湿润，也可干后再调再敷，每日换药1次。

[功　效] 方①解毒泻火，活络散寒。方②清热泻火，疏风活血。

[验　证] 一般1周左右啰音可消失。

> **贴心提示**
>
> 栀子，别名黄栀子、山栀、白蟾，是茜草科植物栀子的果实。归经：归心、肝、肺、胃、三焦经。目前，栀子的果实是传统中药，具有护肝、利胆、降压、镇静、止血、消肿等作用，在中医临床常用于治疗黄疸型肝炎、扭挫伤、高血压、糖尿病、肺炎等症。

7 新医散治小儿肺炎

徐某，女，2岁，1977年10月7日诊。高热喘促，咳嗽痰鸣，鼻翼翕动，苔黄腻，指纹紫。胸透：右下肺炎。给予新医散1克，冲服，每天3次。服药当晚咳喘减轻，高热减退，服用1周病愈。

[方　剂] 川贝母30克，朱砂、雄黄、胆南星、天竺黄、川黄连、猴枣、月石各9克，琥珀、天麻、橘红、寸麦冬、玄参、枳壳各15克，木香12克，冰片、牛黄各3克。

[制用法] 上药共研细末，每次冲服1克。

[功　效] 清热化痰，开窍定喘。

> **贴心提示**
>
> （1）川贝母，百合科植物，为润肺止咳的名贵中药材，应用历史悠

久,疗效卓著,驰名中外。川贝母主产于四川、西藏、云南等省区。暗紫贝母主产四川阿坝藏族自治州。甘肃贝母主产于甘肃、青海、四川等省区等。

（2）川贝母性味:苦、甘,微寒。归经:归肺、心经。功效:清热润肺,化痰止咳。用于肺热燥咳,干咳少痰,阴虚劳嗽,咳痰带血。

⑧ 加味升麻葛根汤治疗小儿病毒性肺炎

朴某,女,1岁,1985年5月12日诊。患儿发热8天(体温39.2℃),咳嗽,气喘,右眼结膜充血,两肺均闻到湿性啰音。血检:白细胞$15×10^9$/升、淋巴细胞51%。胸透:右肺分布不均的片状阴影。曾在某院儿科用多种西药治疗乏效。症见面色苍灰,精神不振,咳喘,食少纳呆,苔薄,脉细数,诊为腺病肺炎。处方:升麻、葛根、紫苏、桑白皮、前胡各7.5克,石膏15克,板蓝根10克,杏仁、桔梗、甘草、焦山楂各5克。3剂,水煎,每日1剂(分3次服)。二诊:服3剂后热退,咳喘减轻,白天喉中已无痰鸣。上方去石膏加赤芍5克,紫菀7.5克。继服5剂,除肺部偶尔闻及啰音外,诸症消失。

[方　剂]升麻,葛根,赤芍,杏仁,前胡,桔梗,桑白皮,紫苏,甘草。

[加　减]热盛加板蓝根、石膏;痰多加紫菀、海浮石;食少纳呆加莱菔子、谷芽、山楂。

[制用法]每日1剂,水煎,分3次服。

[功　效]治小儿病毒性肺炎。

贴心提示

（1）升麻,一种毛茛科植物中草药。体轻,质坚硬,不易折断,断面不平坦,有裂隙,纤维性,黄绿色或淡黄白色。气微,味微苦而涩。升麻一药,主要有升举透发、清热解毒等功效。性味:辛、微甘、微寒。归经:归肺、脾、胃、大肠经。功效:发表透疹,清热解毒,升举阳气。用于风热头痛，齿痛，口疮，咽喉肿痛，麻疹不透，阳毒发斑，脱肛，子宫脱垂。

（2）葛根，为豆科植物野葛，是中国南方一些省区的一种常食蔬菜，其味甘凉可口，常作煲汤之用。其主要成分是淀粉，此外含有约12%的黄酮类化合物，包括大豆（黄豆）甙、大豆甙元、葛根素等10余种，并含有胡萝卜甙、氨基酸、香豆素类等。可作为药物应用。

9 绵茵陈板蓝根等治小儿肝炎

用本方治疗急性传染性肝炎患者273例，其中痊愈者270例，好转者3例。退黄最快者4天，最慢者10天，平均退黄6.1天；肝大恢复正常10～18天，肝功能恢复正常25～30天。

[方　剂] 绵茵陈30克，板蓝根、蒲公英、生山栀、虎杖、垂盆草各10克。

[制用法] 将上药水煎3次后合并药液，分4～5次口服，每日1剂。20日为1个疗程。

贴心提示

（1）绵茵陈，菊科多年生草本植物。在我国各地都有分布，京西分布广泛，以中部山区和浅山区居多，多生于田间、地头、路边、沟边，尤其撂荒地里居多。其茎叶可入药。《本草纲目》载："气味苦、平、微寒、无毒。"治通身发黄，小便不利，降低头热，去伏瘕，通关节，去滞热，伤寒用之。

（2）板蓝根，常用别名靛青根、蓝靛根、大青根，是一种中药材。中国各地均产。性味：苦，寒。具有清热解毒、凉血消肿、利咽之功效。

马兰车前草等治小儿肝炎

用本药治疗儿童急性黄疸型肝炎53例，一般服药3～5天后患儿食欲增加，平均治愈时间为31.4天。对呕吐、厌油、食欲不振等消化道症状的消失和黄疸的消退，比单纯高糖、维生素等保肝治疗更优。

[方　剂]马兰、车前草各1000克，茵陈500克。

[制用法]上药干品减半。加水适量，煮沸后温水煎2小时，过滤浓缩至1000毫升，装瓶煮沸消毒备用。每次用量：2～5岁15毫升，6～10岁20毫升，11～14岁30毫升。每日3次，服至黄疸消退、肝功能恢复正常、肝脾缩回为止。

贴心提示

（1）马兰在我国是碱地绿化的优良作物。春季开紫色或黄色花，非常美丽。性味：味辛，性微寒。归经：归肝、肾、胃、大肠经。含黄酮甙，全草含挥发油，油中有乙酸龙脑酯、甲酸龙脑酯、酚类、倍半萜烯、倍半萜醇、二聚戊稀和辛酸等。主治：清热解毒，散淤止血，利湿，消食，消积。用于感冒发烧、咳嗽，急性咽炎，扁桃体炎，流行性腮腺炎，传染性肝炎，胃、十二指肠溃疡等。

（2）车前草又名车轮菜，为车前科多年生草本植物。生长在山野、路旁、花圃、河边等地。有利水通淋、清热解毒、清肝明目、祛痰、止泻的功效。主治：小便不利，淋浊带下，水肿胀满，暑湿泻痢，目赤障翳，痰热咳喘。不仅可药用，还可食用，深受人们喜爱。

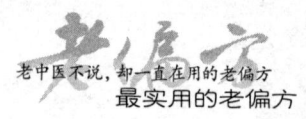

11 白蔹等治小儿细菌性痢疾

用本方治疗小儿细菌性痢疾122例，经用药3～6天后，均治愈。

[方　剂] 白蔹、地锦草、草黄、黄芩、广木香、葛根各10克。
[制用法] 将上药共研为极细末，装入胶囊内，每粒装药末0.3克，每服3～4粒，每日2～3次。

贴心提示

（1）白蔹，又名山地瓜、野红薯、山葡萄秧、白根、五爪藤等，为葡萄科植物白蔹的干燥块根。性味：苦、甘、辛、凉。归经：归心、肺、肝、脾经。功能：清热解毒，散结止痛，生肌敛疮。主治：疮疡肿毒，瘰疬，烫伤，湿疮，温疟，惊痫，血痢，肠风，痔漏，白带，跌打损伤，外伤出血。

（2）地锦草为大戟科植物，是一种中药材，在夏、秋二季采收，除去杂质，晒干。能够清热解毒，利湿退黄，活血止血。主治：痢疾，泄泻，黄疸，咳血，吐血，尿血，便血，崩漏，乳汁不下，跌打肿痛及热毒疮疡等。

12 外敷药治小儿泄泻

程某某，男，1岁4个月。患儿曾因腹泻住院2次。现排蛋花样大便2天，每天7次之多，便下稀薄，夹有完谷，每食后作泻，伴呕吐，面色苍白，寐时露睛，舌淡，苔薄白。用此方1.5克外敷神阙（即脐部）2次，第3天解黄色条便1次，症消纳增，调养而愈。

[方　剂] 白胡椒20克，肉桂、丁香各10克，藿香15克。
[制用法] 研成细末，混匀装瓶密封备用。每次1～3克，用温开水调成糊

状，薄布包好，于脐部放消毒纱布一块，然后将药放上，后用胶布固定。每日1次，第2日对时（即24小时）换药。湿热型泄泻忌用。

[疗　效]治疗10例属脾虚型、脾肾阳虚型、风寒型之小儿泄泻，均在用药2～3次后痊愈。

贴心提示

（1）白胡椒，别名昧履支、浮椒、玉椒，药用价值稍高一些，调味作用稍次，它的味道相对黑胡椒来说更为辛辣，因此散寒、健胃功能更强。

（2）胡椒气味芳香，是人们喜爱的调味品之一。胡椒大部分都生长于高温和长期湿润地区，性味辛热，因此温中散寒、止痛的作用比较强。生长地点越偏南方的胡椒，性越温热，因为充分吸收了南方的阳热之气。所以，海南胡椒温热力最强。

（3）要注意白胡椒一般人群均可食用，消化道溃疡、咳嗽咯血、痔疮、咽喉炎症、眼疾患者应慎食。

13 止泻敷脐散治小儿腹泻

乔某，2岁，时常有腹泻症状，用过此方后，病情好转。用此方治疗65例，全部有效。引自1991年《陕西中医》第8期。

[方　剂]吴茱萸、肉桂、黄连、木香各3克，苍术5克。

[制用法]上药共研细末，与适量葱白捣如泥状，摊成药饼状，备用。上药分2次敷于神阙穴上，外用止痛膏覆盖固定。24小时换药1次。同时配用西药止泻4味药（小儿新诺明、多酶片、复方地芬诺脂、硝酸铋），按体重给药。

[功　效]温中燥湿，消炎理气。

[加　减]脾胃虚寒去黄连。

贴心提示

（1）吴茱萸性味：性热，味辛、苦。吴茱萸及其变种的接近成熟的果实为常用中药。其性热，味苦寒，有散热止痛、降逆止呕之功，用于治疗肝胃虚寒、阴浊上逆所致的头痛或胃脘疼痛等症。主治：散寒止痛，降逆止呕，助阳止泻。用于头痛，疝痛，脚气，痛经，脘腹胀痛，呕吐吞酸，口疮。

（2）肉桂，别名玉桂、牡桂等，是很好的止痛药和助阳药。性味：性大热，味辛、甘。归经：归肾、脾、心、肝经。功能：补火助阳，引火归源，散寒止痛，活血通经，暖脾胃，除积冷，通血脉。主治：命门火衰，肢冷脉微，亡阳虚脱，腹痛泄泻，寒疝奔豚，腰膝冷痛，经闭症瘕，阴疽，流注，虚阳浮越，上热下寒。

14 茴香肉桂散敷脐治婴幼儿腹泻

陈某，男，8个月，1987年8月7日诊。患儿腹泻稀水便10余天，来我院前曾在乡医院住院治疗，经输液、氯霉素、庆大霉素、中成药南通保和丸等治疗1周无效，腹泻日数次，尿色清，予敷药1次后大便正常。

[方　剂] 小茴香、肉桂、丁香、五倍子、苍术、木香各等份。

[制用法] 上药共研细末，少量温水调和敷脐，每天1次，敷药期间停其他药物，少数有脱水征象者给予口服补液盐溶液。

[疗　效] 经治90例，腹泻时间最长4~5月，最短1天，其中65例诊前曾在外院行多种药物治疗。经此法治愈53例（敷脐后腹泻停止），其中除2例分别为9天和7天外，余均在3天内治愈；有效27例（敷脐后大便较前减少1/2以上）；无效10例（治后无变化）。

贴心提示

小茴香的种子是调味品,而它的茎叶部分也具有香气,常被用做包子、饺子等食品的馅料。所含的主要成分是茴香油,能刺激胃肠神经血管,促进消化液分泌,增加胃肠蠕动,排除积存的气体,所以有健胃、行气的功效。

15 白鲜皮等治小儿湿疹

用此方治疗小儿湿疹50例,多数为阴囊湿疹,病情轻者,2~3天痊愈,病情较重者加服龙胆泻肝汤,5~9天痊愈。

[方　剂] 白鲜皮、孩儿茶、五倍子、乌梅、苦楝皮各30克,苦参、黄柏、紫草茸各9克,枯矾6克。

[制用法] 将上药加水3碗,文火煎成浓汁外洗,每日1剂,每剂洗2~3次。

贴心提示

(1) 白鲜皮,中药名,为芸香科多年生草本植物白鲜和狭叶白鲜的根皮。主产于辽宁、河北、四川、江苏等地。春、秋两季采挖根部,除去泥沙及粗皮,剥取根皮,切片,干燥。生用。具有清热燥湿、祛风解毒之功效,脾胃虚寒者慎用。

(2) 孩儿茶,别名儿茶膏、儿茶、黑儿茶,分布于云南南部地区,海南岛有栽培。用于清热、生津、止血。主治:肺热咳嗽,咯血,腹泻,小儿消化不良。外用治疮疡久不收口,皮肤湿疹,口疮,扁桃体炎。

16 丹参等治小儿湿疹

治疗小儿湿疹60例，均获治愈。

[方　剂] 丹参、茵陈、败酱草各30克，苦参25克，黄柏、通草各15克。

[制用法] 将上药水煎3次后合并药液（约200毫升），取其中100毫升分3次口服，余液外洗患部，每日2～3次，每日1剂。

贴心提示

丹参又名赤参、紫丹参、红根等，为唇形科双子叶植物的干燥根及根茎。主产于安徽、河南、陕西等地。功效：活血调经，祛瘀止痛，凉血消痈，清心除烦，养血安神。

17 半乌白汤治疗婴儿湿疹

赵某，男，7个月。自满月后颜面部出现红斑、丘疹，以两颊为著，头皮可见黄痂，因瘙痒而常以衣被摩擦或手搔，啼哭吵闹，不得安宁。曾多次治疗，口服苯海拉明、肌注维丁胶性钙及外用肤轻松霜，但停药即发。现两颊部可见边缘不清的暗红色斑片散在，表面有密集的约针头大小的丘疹和水疱，伴有轻度糜烂和少量渗出，头皮局部可见油腻性褐色痂。予本方7剂。药后颜面皮损大部分消退，头皮褐痂部分脱落。再服5剂，症状全部消失。2个月后追访，未复发。

[方　剂] 半边莲、乌桕、白英各15克，金银花6克，红枣7枚。大便烂者加葛根6克。

[制用法] 上药加水600毫升，煎取200毫升，以药汁代茶。婴幼儿可以把药汁放入奶瓶中令其吮吸，分3～4次服完。5～10剂为1个疗程。服

药期间，哺乳母亲禁忌鱼腥等发物。

[功　效]清热解毒，祛风利湿。

贴心提示

（1）半边莲又名急解索、半边花、细米草、瓜仁草、长虫草、蛇舌草等，为桔梗科多年生小草本植物。生于水田边、沟旁、路边等湿处。主产于华东、华南、西南、中南各地。全草入药，具备利尿消肿、清热解毒等功效，可用于治疗大腹水肿、面足水肿、痈肿疔疮、蛇虫咬伤等。

（2）乌桕为大戟科植物乌桕属植物乌桕，以根皮、树皮、叶入药。根皮及树皮四季可采，切片晒干；叶多鲜用。乌桕性味：苦，微温。归经：归肺、脾、肾、大肠经。有小毒。该物种为中国植物图谱数据库收录的有毒植物，其木材、乳汁、叶及果实均有毒。中毒报道较多，食入中毒，出现腹痛、腹泻、腹鸣、头昏、四肢及口唇麻木、耳鸣、心慌、面色苍白、四肢厥冷等症状；接触乳汁可引起刺激、糜烂；叶可作农药及杀虫用。

18 小米治尿布疹

用本药治疗婴幼儿尿布疹46例，其中39例治愈，3例因伴有其他皮肤病未治愈，4例原因不明。

[方　剂]小米50克。

[制用法]将小米加水1000毫升左右，同放入锅内用文火煮至小米开花(熬烂)即可，取上层清汤备用（待温，以不烫皮肤为宜）。用时，取消毒棉球蘸米汤涂患处，涂后局部撒一层滑石粉即可。每日3~4次，治愈为度。

> **贴心提示**
>
> 小米具有防治消化不良，防止泛胃、呕吐，滋阴养血的功效。除含有丰富的营养成分外，小米中色氨酸含量为谷类之首，色氨酸有调节睡眠的作用。中医认为，小米味甘咸，有清热解渴、健胃除湿、和胃安眠等功效。用小米煮粥，睡前服用，易使人安然入睡。小米滋阴，是碱性谷类，身体有酸痛或胃酸不调者也可常吃。小米也能解除口臭，减少口中的细菌滋生。

19 大或小飞扬治婴儿湿疹

龙某，男，5月龄，1986年2月12日诊。患儿面颊及腮部起散在红色粟粒样皮疹，部分融合成片，夜间哭闹不安，诊为婴儿湿疹，用文中方法连用2个月，皮疹尽退愈。

［方　剂］大或小飞扬30～50克。
［制用法］加水适量，煎后洗患处，每天1～2次。
［功　效］清热祛湿，止痒。

> **贴心提示**
>
> 飞扬草为大戟科植物千根草的全草。一年生草本，含白色乳汁，野生于草地。分布广东、福建、云南、贵州等地。功用：清热，利湿，消肿，解毒。主治：疟疾，痢疾，泄泻，湿疹，乳痈，痔疮。

20 斐氏方治疗婴儿黄疸

皮某，女，3月龄，1985年1月12日初诊。患儿出生后2个月皮肤、巩膜出现黄染，尿黄染尿布，大便干燥、色泽浅黄。检查：皮肤、巩膜黄染，色泽鲜明，烦躁不安，舌微红、苔薄白，指纹紫。血检：总胆红素7.44毫克/分升、直接胆红素4.66毫克/分升、谷丙转氨酶40单位、麝浊2单位、γ-谷氨酰转肽酶50单位、HBsAg阴性。辨证为湿热蕴结肝胆，外溢发黄。治以清化湿热，利胆退黄。处方：生麦芽、金钱草各9克，茵陈15克，穿肠草6克，通草、黄柏各3克。上方加减治疗5周后，皮肤、巩膜黄染消退，大便转黄，尿色转清，查总胆红素0.5毫克/分升、直接胆红素0.3毫克/分升、谷丙转氨酶少于10单位、麝浊2单位，病告痊愈。

[方剂一] 阳黄方组成属湿热蕴结肝胆，失其通降，外溢发黄。治以清化湿热、疏利肝胆。处方：生麦芽、金钱草各9克，茵陈15克，穿肠草6克，通草、生黄柏各3克。夜寐不安加莲子心、钩藤；呃逆加竹茹、丁香；腹胀加大腹皮；黄疸重者加青黛、血竭、广水牛角。

[方剂二] 阴黄方组成属素体脾虚，湿邪内困，肝胆疏泄失常，外溢发黄。治以健脾化湿、调畅气机、疏肝利胆。处方：茯苓、生麦芽、金钱草各9克，白术、穿肠草各6克，茵陈12克，通草、黄柏各3克。腹泻加肉豆蔻、赤石脂；腹胀加橘核、大腹皮；腹壁静脉曲张、肝脾肿硬加柴胡、丹参、海藻、昆布。

[制用法] 水煎服，每日1剂，分3次服。

[疗　效] 上2方是北京儿童医院斐学义老中医的经验方。用此方治疗婴儿黄疸150例，治愈109例，好转41例。治后总胆红素恢复正常者134例，谷丙转氨酶恢复正常者109例。

贴心提示

（1）生麦芽别名大麦芽，一般情况下我们说的麦芽入药都是用大麦而生的，而小麦芽主要含糖分多，大都用来做麦芽糖，药用不是太多。生麦芽性味：甘、平。归经：归脾、胃经。功能：行气消食，健脾开胃，退乳消胀。用于食积不消，脘腹胀痛，脾虚食少，乳汁郁积，乳房胀痛，妇女断乳。生麦芽健脾和胃通乳。炒麦芽行气消食回乳，用于食积不消，妇女断乳；焦麦芽消食化滞，用于食积不消、脘腹胀痛。

（2）金钱草，中药名，为报春花科植物过路黄的干燥全草。江南各省均有分布。夏、秋两季采收，除去杂质，晒干，切段生用。具有清热解毒、散瘀消肿、利湿退黄之功效，可用于热淋、沙淋、尿涩作痛，黄疸尿赤，痈肿疔疮，毒蛇咬伤，肝胆结石，尿路结石等症。它还具有排石、抑菌、抗炎作用，对体液免疫、细胞免疫均有抑制作用。

21 昙花茶治婴幼儿哮痰症

此方经多人使用，具有神效。

[方　剂] 昙花，冰糖或蜂蜜。

[制用法] 昙花煮开水，加冰糖或蜂蜜当饮料喝，不用2个月，就可正常。

贴心提示

昙花主要成分：花含胶质。昙花药用部分：主要用花，嫩茎也可入药。昙花采集及加工：嫩茎全年可采；花则在花季夜间采集。嫩茎多用鲜品；花则干品、鲜品均可。制干品通常在开花之夜间，待花刚开或快开之时，采下以脱水法烘干备用。昙花性味：性微寒，味甘、淡。归经：归肺、心经。主治肺热。

22 理痰汤治疗婴幼儿哮痰症

邵某某，男，7个月，1986年3月8日就诊。患儿于诊前3个月中，两次哮喘发作（喘息性支气管炎）。此次发病已12天，初用止咳剂治疗3天，咳嗽、哮吼好转，但痰壅喉间加重，历时9天不缓解。病后乳食减，多汗，夜睡不宁。检查：神疲，面苍白，舌淡，苔白厚，肺部听诊痰鸣音满肺野，腹软，肝脾未触及，脉滑数无力，X线胸透正常，诊为哮痰。处方：芡实7.5克，法半夏、茯苓各4克，黑芝麻、柏子仁、白芍、陈皮各3克，水煎服，每日1剂，每日服3次。服药2次，痰壅好转，治疗4日痰显著减少，肺部湿啰音极少，经治6日，痰消症去，肺部听诊正常，临床治愈。

［方　　剂］生芡实10克，清半夏4克，黑芝麻3克，柏子仁、生杭芍、陈皮各2克，茯苓4克。

［制用法］水煎服，每日1剂，分3次服。

［功　　效］治幼儿哮痰症良效。

贴心提示

（1）芡实，中药材，别名鸡头米、鸡头苞、鸡头莲、刺莲藕、肇实等，为睡莲科植物芡的干燥成熟种仁。以颗粒饱满、均匀、粉性足、无破碎、干燥无杂质者为佳。有收敛固精等功效，适用于慢性泄泻和小便频数、梦遗滑精、妇女带多腰酸等。

（2）清半夏，生半夏与白矾共煮后干燥而成的炮制加工品。性味与归经：辛，温，有毒，入脾、胃经。功用主治：燥湿化痰，降逆止呕，消痞散结。治湿痰冷饮，呕吐，反胃，咳喘痰多，胸膈胀满，痰厥头痛，头晕不眠。外消痈肿。

23　陈醋大蒜糊治流行性腮腺炎（痄腮）

马某某，男，13岁，患流行性腮腺炎，经用本方治疗痊愈。

［方　　剂］陈醋、大蒜（去皮）等份。

［制用法］将醋与蒜共捣成糊。敷于患处，每日1~3次，现捣现敷，直至炎症消退为止。

［功　　效］消积解毒。用治流行性腮腺炎（痄腮）及一般痈肿。

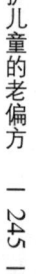

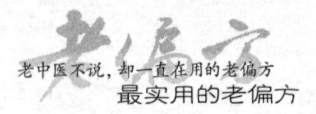

> **贴心提示**

蒜，百合科葱属植物，为一年生或二年生草本植物，蒜味辛辣，古称葫，又称葫蒜。以其鳞茎、蒜薹、幼株供食用。中医认为大蒜味辛，性温，入脾、胃、肺，暖脾胃，消癥积，有解毒、杀虫的功效。

24 痄腮散治痄腮

治疗100例，敷药2～4天后，全部治愈。

[方　剂] 吴茱萸15克，大黄6克，胆南星3克，虎杖9克。

[制用法] 上药共研细末，贮瓶备用。用时视年龄大小，1岁以下，每次用药3克；1～5岁每次用药6克；6～10岁每次用药9克；11～15岁每次用药12克；16岁以上者每次用药15克。使用时先以酒精棉球擦两足涌泉穴处，然后将药膏平摊于纱布上，敷贴涌泉穴上，再用绷带包扎固定。24小时换药1次。病情严重者可连敷。敷药期间，如敷药干燥者，可用醋液润之。

[功　效] 解毒散结。用治痄腮，面颊红肿疼痛或伴发热者。

> **贴心提示**

（1）胆南星是为生天南星细粉与牛、羊或猪胆汁经发酵加工而成。本品呈方块状或圆柱状。棕黄色、灰棕色或棕黑色，质硬，气微腥，味苦。胆南星可清热化痰，熄风定惊。用于痰热咳嗽，咳痰黄稠，中风痰迷，癫狂惊痫。

（2）虎杖不仅供观赏，也做食品，嫩茎做蔬菜，根做冷饮料，置凉水中镇凉，名"冷饮子"，清凉解暑代茶。它的液汁可染米粉，别有风味。食用因其味酸故也称"酸汤杆"。虎杖含有蓼甙、有机酸、葡萄糖甙、多糖类等。有清热解毒、清凉解暑、健胃清食作用。

25 腮腺炎膏治痄腮

治疗315例，敷药1～3次后，全部治愈。

[方　剂] 穿山甲、乳香、没药、赤药、连翘、生大黄、栀子、大青叶、板蓝根各等份。五灵脂为各药量的5倍。

[制用法] 上药共研细末，用炼好的蜂蜜调成膏状，备用。用时取药膏摊在纱布上，敷于患处，每30～36小时换药1次。高热者可配合用药，牛蒡子、金银花、大青叶、板蓝根、赤药、夏枯草、重楼、生石膏。浓煎频服。每日1剂，剂量视年龄酌定。

[功　效] 清热解毒，活血散结。

贴心提示

（1）穿山甲为鳞甲目鲮鲤科地栖性哺乳动物。多在山麓地带的草丛中或丘陵杂灌丛较潮湿的地方挖穴而居。昼伏夜出，遇敌时则蜷缩成球状。其鳞片可做药用，功能：活血散结，通经下乳，消痈溃坚。主治血淤经闭、症瘕、风湿痹痛、乳汁不下、痈肿、瘰疬等症。

（2）乳香是一种中药，别名熏陆香。为橄榄科植物卡氏乳香树的胶树脂。主产索马里、埃塞俄比亚。性味辛、苦，温，入心、肝、脾经。活血，行气，止痛。治淤阻气滞的脘腹疼痛，风湿痹痛，跌打损伤，痛经，产后腹痛。

26 地龙白糖浸液治腮腺炎

薛某某，女，7岁。患腮腺炎，先后双侧红肿疼痛，外擦地龙白糖浸液，每天2～3次，2天痊愈。

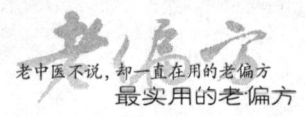

［方　剂］活地龙（即蚯蚓）2～3条，白糖适量。

［制用法］清水洗净地龙，整条放入杯中（不要弄断），撒上白糖，片刻即有渗出液，将此液用棉签涂布在腮腺炎的红肿范围略大些区域。每天涂2～3次。2～3天即可痊愈。

［功　效］治腮腺炎有奇效。

贴心提示

地龙为环节动物门钜蚓科动物参环毛蚓、通俗环毛蚓、威廉环毛蚓或栉盲毛蚓的干燥体。前一种习称"广地龙"，后三种习称"泸地龙"。主产于广西、广东、福建。性寒，味咸。清热定惊，通络，平喘，利尿。用于高热神昏惊痫抽搐、关节麻痹、肢体麻木、半身不遂、肺热喘咳、尿少水肿、高血压等症。

27 萸杖散治腮腺炎

治疗6例，单用此法，未用抗生素，均痊愈。

［方　剂］吴茱萸9克，虎杖5克，紫花地丁6克，胆南星3克。

［制用法］上药共研细末，备用。用时取6～15克，以醋调和成糊状，敷双足涌泉穴。上盖塑料薄膜，再覆以纱布，用胶布固定。

［功　效］清热，解毒，消肿。

贴心提示

（1）茱萸，又名"越椒"、"艾子"，是一种常绿带香的植物，具备杀虫消毒、逐寒祛风的功能。木本茱萸有吴茱萸、山茱萸和食茱萸之分，都是著名的中药。按中国古人的习惯，在九月九日重阳节时爬山登高，臂上佩戴插着茱萸的布袋，以示对亲朋好友的怀念。

（2）紫花地丁为多年生草本，是极好的地被植物，也可栽于庭院，装饰环境或镶嵌草坪。春、秋两季采收，除去杂质，洗净，晒干。性味归经：苦、辛、寒，无毒，归心、肝经。清热解毒，凉血消肿。用治黄疸，痢疾，乳腺炎，目赤肿痛，咽炎；外敷治跌打损伤，痈肿，毒蛇咬伤等。

28 红黄白膏治痄腮

据《四川中医》介绍典型病例：李某，6岁。寒热1周，继之左耳下酸痛，肿胀，吞咽咀嚼不利。诊断为"流行性腮腺炎"。查左耳垂下方弥漫性红肿如手掌大，质硬微热，有压痛。用此膏外敷3次而愈。随访268例痄腮患者，采用红黄白膏外敷患部，均在3~5天治愈。

[方　剂] 红小豆100克，大黄100克，白矾20克，芒硝100克，凡士林300克。

[制用法] 共研末，过细筛，将凡士林溶化与药粉调为膏。外敷，每日数次。

[功　效] 泻热解毒，活血化淤。

贴心提示

（1）红小豆又名赤豆、赤小豆、红豆、红赤豆、小豆。红小豆富含淀粉，因此又被人们称为"饭豆"。红小豆含多种营养成分，李时珍称红小豆为"心之谷"，其功用为"生津液，利小便，消胀，除肿，止吐"，并可"下痢，解酒毒，除寒热痈肿，排脓散血，而通乳汁"。

（2）大黄是多种蓼科大黄属的多年生植物的合称，也是中药材的名称。秋末茎叶枯萎或次春发芽前采挖。除去细根，刮去外皮，切瓣或段，绳穿成串，干燥或直接干燥。中药大黄具有攻积滞、清湿热、泻火、凉血、祛淤、解毒等功效。

29 黄瓜霜治扁桃体炎

郭某某，女，12岁，患扁桃体炎，服本方12次即好转。3次后痊愈。

[方　　剂] 成熟大黄瓜1条，明矾适量。
[制用法] 将黄瓜切开顶端，剜去瓜瓤、种子，填满明矾，仍以原瓜盖盖牢，挂于阴凉通风处。数天后，瓜皮上不断冒出白霜，用鹅毛扫下，装瓶待用。用时以细塑料管蘸药吹于喉侧病体，每日2~3次。
[功　　效] 清热解毒，通阳利水。用治咽喉肿痛、扁桃体炎。

> **贴心提示**
>
> 黄瓜，也称胡瓜、青瓜，属葫芦科植物。广泛分布于中国各地，并且为主要的温室产品之一。黄瓜是由西汉时期张骞出使西域带回中原的，称为胡瓜。性味归经：呈酸性，性凉，味甘，有小毒，入肺、胃、大肠经。功用：清热利水，解毒消肿，生津止渴。主治身热烦渴、咽喉肿痛、风热眼疾、湿热黄疸、小便不利等病症。

30 柴胡注射液治疗痄腮

黄某某，男，10岁，1986年9月17日诊。双侧腮腺部肿胀，有热感2天，曾注射板蓝根注射液，内服吗啉胍等药不效，给予柴胡注射液，每天2次，每次3毫升，当晚体温下降，双侧腮腺部肿胀明显消退。18日复诊，患部恢复正常而获愈。

[方　　剂] 柴胡注射液。
[制用法] 肌肉注射，每次2毫升（10岁以上首剂3毫升），每天2次。
[疗　　效] 治疗28例，治愈27例，1例合并颌下淋巴结炎疗效不显。绝大多数

2天痊愈。

［备　注］柴胡注射液多用于治高热，用治腮腺炎连续注射1～3天，未发现不良反应。

> **贴心提示**
>
> 柴胡是清虚热中药。性味：苦，微寒。归经：归肝经、胆经。功能：疏散退热，升阳舒肝。主治：感冒发热，寒热往来，疟疾，肝郁气滞，胸肋胀痛，脱肛，子宫脱垂，月经不调。生态环境：生于沙质草原、沙丘草甸及阳坡疏林下。

㉛ 红小豆蛋清治痄腮

据《新中医》杂志推荐，该方效果极佳。据《朱氏集验方》介绍：宋仁宗在东宫时，患痄腮，命道士赞宁治之，取小豆70粒为末敷之而愈。中贵人任承亮后患恶疮近死，尚书郎傅永授以药（即此方），立愈。

［方　剂］红小豆70粒，鸡蛋清1个。
［制用法］将红小豆捣碎为末，用鸡蛋清调和成糊状，敷于患处。
［功　效］清热，解毒。用治痄腮之肿痛。

> **贴心提示**
>
> （1）红小豆富含淀粉，因此又被人们称为"饭豆"。红小豆含多种营养成分，红小豆蛋白质中赖氨酸含量较高，李时珍称红小豆为"心之谷"，其功用为"生津液，利小便，消胀，除肿，止吐"，并可"下痢、解酒毒，除寒热痈肿，排脓散血，而通乳汁……"。
>
> （2）鸡蛋清性微寒而气清，能易经补气，润肺利咽，清热解毒，补充优质蛋白质，护肤，美容，有助于延缓衰老。鸡蛋清不但可以使皮肤变白，而

且能使皮肤细嫩，还具有清热解毒和增强皮肤免疫功能的作用。

荸荠预防麻疹并发症

《福建中医药》1961年8卷5期所举治验2例，均有体温增高、脸色苍白、鱼口露睛、口唇发紫、囟门凸起、痰鸣喘急、鼻翼翕动、无汗、手足厥冷等症状，经服此方而愈。

[方　剂] 荸荠，绣球花叶。

[制用法] 2味共绞汁或水煎服。7个月至1岁，每次荸荠3~5粒，绣球花叶3~5叶；1~2岁，用7粒，7叶；2~4岁，用9粒，9叶；4岁以上，用11粒，11叶。以上均为每日服2~3次。

[功　效] 清肺热，泻毒火。用于预防麻疹并发支气管炎、肺炎。

贴心提示

（1）荸荠，莎草科荸荠属浅水性宿根草本，以球茎作蔬菜食用。荸荠皮色紫黑，肉质洁白，味甜多汁，清脆可口，自古有地下雪梨之美誉，北方人视之为江南人参。荸荠既可作为水果，又可算作蔬菜，是大众喜爱的时令之品。

（2）荸荠还有预防急性传染病的功能，在麻疹、流行性脑膜炎较易发生的春季，荸荠是很好的防病食品。荸荠是寒性食物，有清热泻火的良好功效。既可清热生津，又可补充营养，最宜用于发烧患者。它具有凉血解毒、利尿通便、祛痰、消食除胀、调理痔疮或痢疾便血等功效。用于妇女崩漏、阴虚肺燥、痰热咳嗽、咽喉不利、痞块积聚、目赤障翳等。

（3）荸荠最好不要经常生吃。如果常吃生荸荠，其中的姜片虫就会进入人体并附在肠黏膜上，会造成肠道溃疡、腹泻或面部水肿。另外，荸荠属于生冷食物，对脾肾虚寒和有血淤的人来说不太适合。

33 活鸡敷胸解毒透疹

据《湖北中医杂志》1982年第2期介绍，用此法治疗7例，患儿均在5岁以下。敷2小时急症缓解，6小时疹子隐现。病例：龙某，女，4岁。患麻疹，发热3天，疹现1天，忽而隐没。旋即呼吸急促，烦躁不宁，口唇青紫，肢冷脉微，血压下降。用抗生素无效，用此法7小时后胸背隐现疹子。

[方　剂] 活鸡1只。

[制用法] 将活鸡去肚上毛，剖膛，乘热外敷儿胸。注意避风，切勿着凉。

[功　效] 解毒透疹。用治小儿麻疹热毒内陷。

34 芝麻秆糯米粥治荨麻疹

据《中医杂志》介绍，服用此方一般3次即愈。

[方　剂] 芝麻秆12根，糯米200克。

[制用法] 将芝麻秆根切碎，入砂锅内，加水2000毫升，煎至剩一半用纱布过滤，取其清汁煮糯米粥。分2次服完。

[功　效] 散风热。用治荨麻疹。

贴心提示

糯米是糯稻脱壳的米，在中国南方称为糯米，而北方则多称为江米。糯米含有蛋白质、脂肪、糖类、钙、磷、铁、维生素B_1、维生素B_2、烟酸及淀粉等，营养丰富，为温补强壮食品，具有补中益气、健脾养胃、止虚汗之功效，对食欲不佳、腹胀腹泻有一定缓解作用。

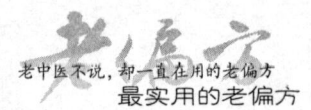

35 核桃梨汁治百日咳

据《新中医杂志》介绍效果良好。

[方　剂] 核桃仁（不去紫衣）30克，冰糖30克，梨150克。

[制用法] 梨洗净，去核，同核桃仁、冰糖共捣烂，加水煮成浓汁。每次服1汤匙，日服3次。

[功　效] 清热止嗽。用治百日咳。

[备　注] 核桃仁100克，炒香后调入蜂蜜尽量吃，用治小儿久咳气促，面眼微肿，伴有遗尿等。

贴心提示

（1）冰糖可以增加甜度，中和多余的酸度。并且有去火的功效，它还是和菊花、枸杞、山楂、红枣等配合的极好调味料，是入肝和肺经的优良产品。冰糖品质纯正，不易变质，除可作糖果食用外，还可用于高级食品甜味剂，配制药品浸渍酒类和滋补佐药等。一般人群均可食用，糖尿病患者忌食。

（2）梨性味甘酸而平，无毒，具有生津止渴、益脾止泻、和胃降逆的功效。吃较多梨的人远比不吃或少吃梨的人感冒概率要低。所以，有科学家和医师把梨称为"全方位的健康水果"，或称为"全科医生"。现在空气污染比较严重，多吃梨可改善呼吸系统功能，保护肺部免受空气中灰尘和烟尘的影响。

36 牛胆汁治百日咳

据《中华儿科》1960年11期介绍，用此方治疗250例，基本痊愈52例，减轻130例，有效率72.8%。

[方　剂] 新鲜牛胆汁。

[制用法] 取鲜牛胆汁上锅蒸干，研成粉末，然后将牛胆粉240克，淀粉240克，白糖520克混合成粉剂。2岁以下每日服0.5～1克，2～5岁1～1.5克，5岁以上1.5～2克，分2~3次服，同时配合对症治疗。

[功　效] 用治小儿百日咳。

37 大戟芫花等治百日咳

屡用皆效。引自《中药制剂汇编》。

[方　剂] 大戟160克，芫花、甘遂、细辛、白芥子、干姜、地肤子各100克，洋金花200克，麻黄344克，松香1000克。

[制用法] 先将大戟、芫花、干姜、地肤子加水煎煮3次，合并3次所得滤液，浓缩成稠膏状。再将甘遂、细辛、白芥子、洋金花、麻黄共研细末，过80目筛，加入上述冷后浓缩膏中，搅拌均匀，烘干，粉碎，过80目筛。将香油1000克适当煎熬后，加入松香（粉碎，过80目筛）炼至滴水成珠，待温度降低后（以不烧焦药粉为度），掺入上述药粉，搅匀即得，摊成4厘米×4厘米大小的膏药，备用。贴于第1、第3、第5胸椎棘突旁两侧，每侧3张，小儿每侧2张，每贴4处。如需再贴要隔3~5日，若出现痒疹，待消退后再贴。

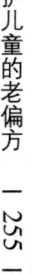

[功　效]止咳平喘。

贴心提示

（1）中药大戟是茜草科植物红芽大戟或大戟科植物京大戟的根。性味与归经：苦，寒，有毒，入肺、脾、肾经。主治：水肿胀满，也可用于痰饮积聚，消肿散结。

（2）芫花为瑞香科植物芫花的干燥花蕾。芫花是可以入药的一种植物，功效：泄水逐饮，解毒杀虫。用于水肿胀满，胸腹积水，痰饮积聚，气逆喘咳。

38 白芥子面粉治小儿支气管炎

用本方治疗急性支气管炎患者125例，用药2～3次痊愈者110例，4～5次治愈者15例。

[方　剂]白芥子30克，面粉90克。

[制用法]先将白芥子研为极细末，与面粉混合均匀备用。用时，将上药用水调成饼，饼的大小视背部面积大小而定。每晚睡觉前敷背部，晨起去掉。一般连用2～3次即可见效。

贴心提示

白芥子呈球形，表面灰白色至淡黄色，具有细微的网纹，有明显的点状种脐。种皮薄而脆，破开后内有白色折叠的子叶，有油性。无臭，味辛辣。研碎后加水浸湿，则产生辛烈的特异臭气。用于寒痰喘咳，胸胁胀痛，痰滞经络，关节麻木、疼痛，痰湿流注，阴疽肿毒。

鹅梨汤治小儿哮喘性支气管炎

杨某某，男，3岁半，1988年10月3日初就诊。患者反复咳嗽、哮喘已1年多，近20天来因受风寒咳嗽又发作。今见咳嗽，哮鸣，喉间痰壅，汗多，纳食差，腹胀，神疲，面色苍白，舌淡、苔薄白，脉沉缓。听诊两肺布满哮鸣音和痰鸣音。诊断：喘息性支气管炎。拟鹅梨汤加党参12克，白术5克，五味子4克。药进4剂，咳嗽、哮喘遂减，肺部听诊也好转。上方加黄芪10克。连服12剂，诸症悉除。

[方　剂] 鹅管石（煅研）、杏仁、茯苓各6～10克，炙麻黄3克，瓜蒌仁6～12克，梨皮10～15克，陈皮、半夏、苏子、射干各6～9克，姜汁3～5克。每日1剂，水煎，分4次服。

[加　减] 偏寒加桂枝、细辛；偏热加石膏、鱼腥草、青黛；肺虚加黄芪、党参、五味子；脾虚加党参、山药、白术；肾虚加补骨脂、淫羊藿、胡桃肉；咳嗽剧烈加紫菀、款冬花、诃子；哮喘严重加白果、地龙、椒目；痰多加葶苈子、猪牙皂、胆南星。

[制用法] 水煎服，每日1剂。

[功　效] 主治咳嗽、哮喘。

贴心提示

（1）鹅管石为海产腔肠动物门珊瑚科的柳珊瑚，以石灰质骨骼入药。全年可采集，敲去杂石部分取条状物即成。

（2）鹅管石归经：肺、肾、胃经。主要成分为碳酸钙。此外，内含少量镁、锶、钡等。功效：温肺，壮阳，通乳。主治：肺寒久嗽，虚劳咳喘，阳痿早泄，梦遗滑精，腰脚冷痹，乳汁不通。

40 桂枝加龙骨牡蛎汤治疗小儿支气管哮喘

小明患有6年之久哮喘病，现年10岁，2岁始患哮喘，汗多易感冒，夜间易惊，痰多，纳差，消瘦。曾服射干麻黄汤加补肾药百多剂无效。持续性哮喘2年，每天需用西药止喘。自服"桂枝加龙骨牡蛎汤"加陈、夏、参、芪40剂后，半年未复发。初期须结合西药止喘，稍后可停西药。人也胖了，感冒也少了。

[方　剂] 桂枝，白芍，姜半夏，陈皮，生姜，大枣，龙骨，牡蛎。

[制用法] 水煎服，每日1剂。

[功　效] 解表祛风，安神，调和阴阳，降逆化痰。

[备　注] 小儿哮喘一症，其病理机制多由乳食不节，内伤脾胃，脾虚湿滞，湿聚成痰，或由热病伤阴，阴损及阳，外卫失护，感冒时作，内外合邪，痰气相结，阻塞气道，上逆为喘。

贴心提示

（1）桂枝，为樟科常绿乔木植物肉桂的干燥嫩枝。主产于广西、广东及云南等地。春、夏季剪下嫩枝，晒干或阴干，切成薄片或小段用。桂枝性味归经：辛、甘、温，归心、肺、膀胱经。有发汗解肌、温经通脉、助阳化气、散寒止痛的功效。

（2）牡蛎是一种软体动物，身体呈卵圆形有两面壳，生活在浅海泥沙处，肉味鲜美。壳烧成灰可入药。也叫"蚝"。性味：咸，微寒。归经：归肝、胆、肾经。是平肝熄风药，养阴药。煅牡蛎：收敛固涩除酸的作用强，治疗胃疼、胃酸等。生牡蛎：上收下敛，治疗头晕、便稀。牡蛎具有收敛、镇静、解毒、镇痛的作用。

41 桃花散治支气管炎

陈某,女,3个月,1982年1月15日入院。憋喘3天。查体:体温38.5℃,脉搏150次/分,呼吸60次/分,呼吸急促,口周发绀,面色发灰,双肺可闻及哮鸣音,肝肋下2厘米。住院后用青霉素控制感染,氨茶碱、654-2解除支气管痉挛,吸氧,镇静等措施治疗。但仍烦躁不安,咳喘加重。经口服桃花散每次0.25克,每天3次,服药第2天,诸症缓解,肺部哮鸣音明显减少。第5天全部消失,7天痊愈出院。

[方　剂]石膏9克,川贝15克,朱砂3克。

[制用法]分别研细,过100目筛,然后混合均匀,备用。1岁内0.25~0.3克,2~3岁0.5~0.75克,4~5岁1克,6岁以上1.5~2克。

[功　效]清宣肺热,止咳化痰,平喘利尿,镇静安神。

贴心提示

本方中石膏清热平喘,川贝润肺止咳化痰,朱砂镇静安神,达到缓解支气管痉挛,纠正缺氧的目的,起到抗生素对病毒无效的作用,因而显效率90%以上,且无不良反应。婴幼儿可把药粉放在乳头上吮吸,较大患儿配麻杏石甘汤效果更快、更好。

42 疳积散外敷内关穴治疗小儿疳积

马某,女,4岁,1997年3月22日诊。患小儿疳症,现3周未解,医治无效。脘腹胀满,舌苔薄黄,脉弦滑。查阅前医处方,有气机郁滞用六磨汤加味;有言气血两亏而用黄芪汤;尚有专事清热生津而进增液汤合麻仁丸者。细思诸方既鲜疗效,似应另辟蹊径。联想小儿疳症中胃肠积滞型的患儿,亦有大便干结之症,经疳积散外敷后，竟很快症消。于是将疳积散（桃仁、杏仁、山栀子各20克，樟脑、冰片各2克）细末用蛋清调成糊状外敷内关穴，每天换药1次。敷5天，患者大便即通，为巩固疗效，又敷1周，随访半年未再发。

[方　剂]桃仁、杏仁、生山栀各等份，冰片、樟脑少许。

[制用法]桃仁、杏仁、生山栀，晒干研末，加冰片、樟脑少许，贮藏备用。用时取药末15～20克，用鸡蛋清调拌成糊状，干湿适宜，敷于双侧内关穴，然后用纱布包扎，不宜太紧，24小时后去之。

[疗　效]疳症初、中期，一般1次见效，少数患儿2次，最多不超过3次，每次间隔2～3天。

[备　注]小儿疳症，见面色萎黄，形体略瘦，烦躁易怒，好哭；时有低热，日轻暮重；口渴欲饮，但饮之不多，胃纳欠佳，偏嗜香甜，大便稀溏，或不稀不稠，舌苔白腻等。

贴心提示

（1）桃核里的仁儿，制食品，可入中药。性味归经：甘，平，归心、肝、大肠经。功能主治：活血祛淤，润肠通便，止咳平喘。用于经闭，痛经，癥瘕痞块，跌扑损伤，肠燥便秘。桃仁在治疗方面，善于治疗内痈，如肺痈。

（2）山栀子指生栀子。为原药材去杂质碾碎生用入药者。是为双子叶植物药茜草科植物山栀的果实。功效：祛热，泻火，凉血。主治：热病，虚烦不眠，黄疸，淋病，消渴，目赤，咽痛，吐血，衄血，血痢，尿血，热毒疮疡，扭伤肿痛。性味归经：苦，寒，入心、肝、肺、胃经。

43 吴茱萸椒矾散治小儿厌食

此方经过患儿使用，屡用效佳。

［方　剂］吴茱萸、白胡椒、白矾各等份。

［制用法］上药共研细末，贮瓶备用。用时取上药粉20克，用陈醋调和成软膏状，敷于两足心涌泉穴上，外用纱布包扎固定。每日换药1次。

［功　效］温中散寒，清热燥湿。

［备　注］引自《外治汇要》。

贴心提示

（1）吴茱萸别名吴萸、茶辣、漆辣子、臭辣子树、左力纯幽子、米辣子等。通常分大花吴茱萸、中花吴茱萸和小花吴茱萸等几个品种。吴茱萸及其变种的接近成熟的果实为常用中药。其性热，味苦寒。有散热止痛、降逆止呕之功，用于治疗肝胃虚寒、阴浊上逆所致的头痛或胃脘疼痛等症。

（2）白胡椒别名昧履支、浮椒、玉椒。药用价值稍高一些，调味作用稍次，它的味道相对黑胡椒来说更为辛辣，因此散寒、健胃功能更强。

44 怀山药等治小儿厌食

用本方治疗小儿厌食症患者95例，其中，治愈者90例，好转者5例。

［方　剂］怀山药、扁豆、茯苓、炒谷芽、炒麦芽各12克，枳壳、鸡内金、炙甘草各6克。

［制用法］将上药水煎，分2～3次口服，每日1剂。5日为1个疗程。

贴心提示

（1）怀山药通称山药。多年生草本植物，茎蔓生，常带紫色，块根圆柱形，叶子对生，卵形或椭圆形，花乳白色，雌雄异株。块根含淀粉和蛋白质，可以吃。

（2）茯苓，俗称云苓、松苓、茯灵，为寄生在松树根上的菌类植物，形状像甘薯，外皮黑褐色，里面白色或粉红色。古人称茯苓为"四时神药"，因为它功效非常广泛，不分四季，将它与各种药物配合，不管对寒、温、风、湿诸疾，都能发挥其独特功效。茯苓味甘、淡，性平，入药具有利水渗湿、益脾和胃、宁心安神之功用。

45 皂荚治厌食

用本方治疗小儿厌食症患者120例，其中，治愈者118例，好转者2例。

[方　剂] 皂荚100克。

[制用法] 取干燥皮厚、质硬光滑、深褐色的无虫蛀皂荚，刷尽泥灰，切断，放入铁锅内，先武火，后文火煅存性，剥开荚口，以内无生心为度，研细为末瓶装备用。用时，每次1克，以红糖适量拌匀吞服。每日2次。

贴心提示

（1）皂荚又名皂角树，是我国特有的苏木科皂荚属树种之一，生长旺盛，雌雄异株，雌树结荚（皂角）能力强。皂荚果是医药食品、保健品、化妆品及洗涤用品的天然原料。皂荚种子可消积、化食、开胃，并含有一种植物胶（瓜尔豆胶），是重要的战略原料。

（2）皂荚有祛痰止咳、开窍通闭、杀虫散结的功效。主治：痰咳喘满、中风口噤、痰涎壅盛、神昏不语、癫痫、喉痹、二便不通、痈肿疥癣等。

46 鸡内金芡实等治厌食症

用本方治疗小儿厌食症患者193例，其中，治愈者185例，显效者8例。治愈的

185例中，1个疗程治愈者67例，2个疗程治愈者53例，3个疗程治愈者50例，4个疗程治愈者15例。

[方　剂] 怀山药、薏苡仁各250克，鸡内金、芡实、扁豆蔻150克，稻米6000克。

[制用法] 将上药分次下锅，用文火炒成淡黄色，混合后研为极细末，装入瓶内备用。同时，取药末1汤匙，用滚开水冲服，每日早、晚各1次。10日为1个疗程。

贴心提示

（1）鸡内金是指家鸡的砂囊内壁，系消化器官，用于研磨食物，该品为传统中药之一，用于消化不良、遗精盗汗等症，效果极佳，故而以"金"命名。性味归经：甘、寒，归脾、胃、小肠、膀胱经。功效：消食健胃，涩精止遗。

（2）芡实是一种中药材，别名鸡头米、鸡头苞、鸡头莲、刺莲藕、肇实等，为睡莲科植物芡的干燥成熟种仁。以颗粒饱满、均匀、粉性足、无破碎、干燥无杂质者为佳。有收敛固精等功效，适用于慢性泄泻和小便频数、梦遗滑精、妇女带多腰酸等。

47 健脾开胃散治疗小儿厌食症

李某，男，5岁，1991年2月就诊。患儿因春节期间过食瓜果肥腻之品，逐渐出现厌食、身体消瘦，经中西医多方治疗，未见好转。体征：面色萎黄，脘腹胀满，食少纳呆，尿多便溏，舌淡、苔薄腻。此乃饮食不节，食滞中焦，寒温不当，脾困湿阻。方用健脾开胃散，进5剂，患儿饮食倍增，精神好转。效不更方，再进5剂，饮食如常，面色红润。

[方　剂] 饭锅巴、面锅巴各150克，怀山药15克，莲子、薏苡仁、白术各

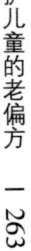

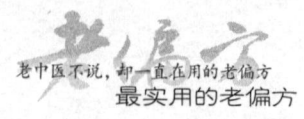

10克，山楂、麦芽、神曲各9克，砂仁6克，甘草3克。

[制用法] 水煎服，每日1剂，5日为1个疗程。

[功　效] 健脾醒胃，消食导滞。

贴心提示

（1）莲子入脾、肾、心经。功效：清心醒脾，补脾止泻，养心安神明目，补中养神，健脾补胃，止泻固精，益肾涩精止带，滋补元气。主治：心烦失眠，脾虚久泻，大便溏泄，久痢，腰疼，男子遗精，妇人赤白带下。还可预防早产、流产、孕妇腰酸。禁忌：中满痞胀及大便燥结者忌服。不能与牛奶同服，否则加重便秘。

（2）薏苡仁是常用的中药。性味甘、淡，微寒。有利水消肿、健脾去湿、舒筋除痹、清热排脓等功效，为常用的利水渗湿药。薏苡仁又是一种美容食品，常食可以保持人体皮肤光泽细腻。

48　五香姜醋鱼治厌食症

绍某，女，49岁。厌食3个月，于1982年3月12日来院门诊。自诉食欲不振，食量少，时而呃逆，嗳气，倦怠乏力，头晕失眠，精神恍惚，记忆力减退，心慌。面色萎黄，舌淡苔白，脉细缓。用五香姜醋鱼，连服5天，食欲明显好转，每餐可食2碗饭，连服5天后痊愈。

[方　剂] 藿香、砂仁、草果仁、橘皮、五味子各等份，研成细末，过筛后备用。

[制用法] 取鲜鲤鱼1条，放油锅内煎炸数分钟，加入碎生姜5克，五香粉3克，翻动后加入米醋一小杯，放入菜盘内令患者嗅之，使患者口流唾液，然后令患者作菜食用。

[功　效] 治厌食有良效。

[备 注] 方中藿香、砂仁、草果仁芳香化湿醒脾，橘皮行气健脾和胃，五味子益气生津敛阴，生姜健胃助消化，米醋敛肝胃，鲤鱼味道鲜美，可促进食欲。诸药合用，使脾气升，胃气降，补而不滞，温不伤阴，五味俱全，患者乐服，实为治疗厌食症之妙方。

> **贴心提示**
>
> （1）藿香为唇形科多年生草本植物，分布较广，常见栽培。其全草入药有止呕吐、治霍乱腹痛、驱逐肠胃充气、清暑等功效。果可作香料；叶及茎均富含挥发性芳香油，有浓郁的香味，为芳香油原料。藿香亦可作为烹饪佐料，或者烹饪材料，某些比较生僻的菜肴和民间小吃中利用其丰富口味，增加营养价值。
>
> （2）砂仁是热带和亚热带姜科植物的果实或种子，是中医常用的一味芳香性药材。中医认为，砂仁主要作用于人体的胃、肾和脾，能够行气调味，和胃醒脾。砂仁常与厚朴、枳实、陈皮等配合，治疗胸脘胀满、腹胀食少等病症。

49 栀杏膏治小儿厌食

治疗40例，1例因胶布过敏而停用，余均治愈。

[方　剂] 杏仁（去皮），栀子，小红枣（前3味药女子各用7粒，男子各用8粒），黍米1撮。

[制用法] 先将黍米、红枣放入碗中，加适量水，上锅蒸20分钟取出，待凉后，将枣核去掉，再加入前2味药粉，一起捣如烂泥状，平摊于一块黑布上，备用。将膏药贴敷于脐腹部，用胶布固定，敷24小时后去掉，以腹部出现青色为宜，连敷2贴。

[功　效] 健脾醒胃，消食化积。

[备 注] 引自1988年《河北中医》第2期。成人亦可用之。

贴心提示

（1）杏仁有镇咳、平喘、消炎作用。杏仁苦温宣肺，润肠通便。仅适宜于风邪、肠燥等实证之患。凡阴亏、郁火者，则不宜单味药长期内服。如肺结核、支气管炎、慢性肠炎、干咳无痰等症禁忌单味药久服。

（2）栀子是茜草科植物栀子的果实。归经：心、肝、肺、胃、三焦经。目前，栀子的果实是传统中药，具有护肝、利胆、降压、镇静、止血、消肿等作用。

（3）黍米，一年生草本植物，性味：甘，平。归经：入手足阳明、太阴经。功用：益气补中。主治泻痢、烦渴、吐逆、咳嗽、胃痛，小儿鹅口疮，烫伤。

50 消化膏治小儿厌食

一般连敷1~2个疗程即可见效或痊愈。

[方　剂] 炒神曲、炒麦芽、焦山楂各10克，炒莱菔子、陈皮、炒鸡内金各6克，延胡索5克。

[制用法] 上药共研细末，备用。用时取10~15克药粉，加入淀粉少许，用白开水调成软膏状，敷贴肚脐上，外用纱布固定。晚敷晨取，每日1次，5次为1个疗程。

[功　效] 消食化积，理气导滞。

[备　注] 笔者经验方。

贴心提示

（1）神曲入脾、胃、大肠经。是由麦粉、麸皮和多种药物混和后，经发酵而成的曲剂。具有健脾消食、理气化湿、解表的作用。治伤食胸痞，腹痛吐泻，痢疾，感冒头痛，小儿伤饥失饱。

（2）莱菔子又名萝卜子、萝白子、菜头子等，为十字花科植物萝卜的成熟种子。性平，味辛、甘，入脾、胃、肺经。能消食除胀，功效显著，有"冲墙倒壁"之称。可用于治疗饮食停滞、脘腹胀痛、大便秘结、积滞泻痢、痰壅喘咳等。

51 菟丝子等治佝偻病

用本方治疗小儿佝偻病患者45例，经用药1～3个疗程后，治愈者40例，显效者5例。总有效率为100%。

[方　剂] 菟丝子、黄芪、党参各15克，牡蛎、龙骨、麦芽、苍术、生甘草各6克。

[制用法] 本方为1日剂量。可将本方5剂制成糖浆150毫升，备用。用时，3个月以内者每次服5～6毫升；4～18个月者每次服10毫升；19个月以上者每次服15毫升。每日3次，3周为1个疗程。

贴心提示

（1）中药菟丝子为双子叶植物药旋花科植物菟丝子、南方菟丝子、金灯藤等的种子，具有补肾益精、养肝明目、固胎止泄之功效。

（2）黄芪的药用迄今已有2000多年的历史，现代研究表明，黄芪含皂甙、蔗糖、多糖、多种氨基酸、叶酸及硒、锌、铜等多种微量元素。有增强机体免疫功能、保肝、利尿、抗衰老、抗应激、降压和较广泛的抗菌作用。

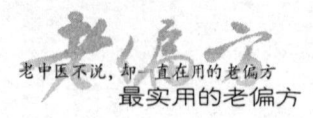

52 虾皮蛋羹预防小儿佝偻病

据《健康报》介绍此方确有良效。

[方　剂] 虾皮10克，鸡蛋1个。

[制用法] 将鸡蛋打花与虾皮搅拌均匀，放入蒸锅中蒸熟。佐餐。

[功　效] 经常食用可预防小儿佝偻病。

[备　注] 虾皮含钙量最高，是其他任何食物都无法相比的。虾皮还含有较多的糖原等物质。因此，对儿童来说，虾皮是补充钙质、预防佝偻病的一种经济实惠又有效的食品。

贴心提示

（1）虾皮，是人们甚为喜爱的食品，虽然不是主菜，但平时做汤、拌凉菜、蒸鸡蛋、包饺子均可加入调味，味道鲜美，且经济实惠。

（2）虾皮中含有丰富的蛋白质和矿物质，尤其是钙的含量极为丰富，有"钙库"之称，是缺钙者补钙的较佳食物。虾皮味甘、咸，性温。具有补肾壮阳、理气开胃之功效。

53 陈皮丁香等治佝偻病

用本方治疗小儿佝偻病患者90例，用药2个疗程治愈者15例，3个疗程治愈者20例，4个疗程治愈者30例，5个疗程治愈者25例。治疗中未见不良反应发生。

[方　剂] 党参、生黄芪、黄精各10克，土茯苓、陈皮各6克，丁香1克。

[制用法] 将上药水煎3次后合并药液，浓缩成100毫升，加入红糖10克，搅拌均匀。分3~4次口服，每日1剂。10剂为1个疗程。

贴心提示

陈皮为芸香科植物橘及其栽培变种的成熟果皮。10～12月果实成熟时，摘下果实，剥取果皮，阴干或通风干燥。功效：理气开胃，燥湿化痰，治脾胃病。性味：性温，味辛、苦。归经：入脾、胃、肺经。

54 龙骨粉治佝偻病

用本方治疗小儿佝偻病患者61例，其中，治愈者58例，显效者3例。治疗时间最短者20天，最长者70天，平均30.5天。

[方　剂] 苍术、茯苓、生黄芪、党参、五味子各15克，龙骨、牡蛎各50克。

[制用法] 将上药共研为极细末，装入瓶内密闭备用。用时，每次服1～1.5克，加红糖适量，温开水冲服，每日3次。

贴心提示

（1）苍术生态环境：生山坡灌丛、草丛中。性味归经：辛、苦，温，归脾、胃、肝经。

功能主治：燥湿健脾，祛风散寒，明目。主治湿困脾胃，倦怠嗜卧，脘痞腹胀，食欲不振，呕吐泄泻，痰饮，湿肿，表证夹湿，头身重痛，肢节酸痛重着。

（2）茯苓，俗称云苓、松苓、茯灵，为寄生在松树根上的菌类植物，形状像甘薯，外皮黑褐色，里面白色或粉红色。古人称茯苓为"四时神药"，因为它功效非常广泛，将它与各种药物配合，不管寒、温、风、湿诸疾，都能发挥其独特功效。茯苓味甘、淡，性平。入药具有利水渗湿、益脾和胃、宁心安神之功用。

55 草决明炒扁豆等治小儿脾虚

用本方治疗小儿脾虚患者65例,用药1个疗程治愈者27例,2个疗程治愈者28例,3个疗程治愈者10例。一般服药10~15天即可收到明显效果。

[方　剂] 草决明、炒扁豆、煨肉豆蔻、炒麦芽、炒莲肉、鸡内金、党参、生黄芪、茯苓、神曲、使君子、山楂、黄精各50克。

[制用法] 将上药共研为极细末,装入瓶内备用。用时,取药末2~3克,加入去蛋清的鸡蛋中,以面包裹之煨熟,1~3岁食蛋每日1个,4~7岁每日2个。20日为1个疗程。

贴心提示

草决明为豆科一年生草本植物药材。功效:清热明目,润肠通便。用于目赤涩痛,羞明多泪,头痛眩晕,目暗不明,大便秘结。归肝、肾、大肠经。有减肥之功效。治风热赤眼,青盲,雀目,高血压,肝炎,肝硬化腹水,习惯性便秘。

56 党参黄芪等治重症小儿营养不良

用本方治疗重症小儿营养不良患者36例,其中,用药1个疗程治愈者11例,2个疗程治愈者13例,3个疗程治愈者12例。一般服药5~10天即可收效。治疗中未见不良反应。

[方　剂] 党参、生黄芪、黄精、怀山药、山楂、白扁豆、神曲各20~30克,鸡内金、炒白术、茯苓、槟榔、陈皮、使君子、枳壳、香附、广木香、生甘草各6~8克。

[制用法]将上药共研为极细末,装入干净瓶内密闭备用。用时,1~2岁每次服2克;3~4岁每次服3克;5~6岁每次服4克;7~10岁每次服5克;11~14岁每次服6克。分早、晚2次口服。10日为1个疗程。可连续服药2~3个疗程,直至痊愈止。

> **贴心提示**

（1）党参为中国常用的传统补益药,古代以山西上党地区出产的党参为上品,具有补中益气、健脾益肺之功效。现代研究表明,党参含多种糖类、酚类、甾醇、挥发油、黄芩素葡萄糖甙、皂甙及微量生物碱,具有增强免疫力、扩张血管、降压、改善微循环、增强造血功能等作用。

（2）黄芪的药用迄今已有2000多年的历史,现代研究表明,黄芪含皂甙、蔗糖、多糖、多种氨基酸、叶酸及硒、锌、铜等多种微量元素。有增强机体免疫功能、保肝、利尿、抗衰老、抗应激、降压和较广泛的抗菌作用。

57 知母黄柏粉治婴幼儿绿便

用本方治疗婴幼儿绿便患者18例,用药5~10天,均治愈。

[方　剂]败酱草、知母、川黄柏各10克,怀山药、法半夏、陈皮、茯苓、鸡内金、白术各8克,连翘、川朴、焦槟榔各6克。

[制用法]将上药共研为极细末,过120目筛后备用。用时,婴儿每次服0.5~1克,幼儿每次服1~2克。每日3次,温开水送服。

> **贴心提示**

（1）败酱草为菊科植物山苦荬的全草或根。早春采收,洗净,鲜用或晒干。生于山地及荒野,为田间杂草。分布于中国北部、东部和南部。

（2）败酱草性味:味辛、苦,微寒。归经:归肝、胃、大肠经。功效:

清热解毒，消痈排脓，祛淤止痛。主治：肠痈，肺痈高热，咳吐脓血，热毒疮疔，胸腹疼痛，产后腹痛，痛经。

58 外敷方治小儿疝气

这个药方对于治疗小儿疝气有很好的帮助，治疗患儿35例，屡用效佳。

［方　剂］生香附、木瓜、苏叶、橘红各10克。
［制用法］上药水煎、取汁，备用。用毛巾趁热浸湿药汁后，外敷肿物处，每日1次，每次15～30分钟，治愈为止。
［功　效］理气，散寒，止痛。

贴心提示

生香附是常用中药，为莎草科植物莎草的干燥根茎。性味：辛、微苦、甘、平。归经：入肝、三焦经。功能主治：理气解郁，调经止痛。用于肝郁气滞，胸、胁、脘腹胀痛，消化不良，月经不调，经闭痛经，寒疝腹痛，乳房胀痛。

59 填脐丁香散治小儿疝气

治疗32例，痊愈23例，有效7例，无效2例。

［方　剂］母丁香适量。
［制用法］上药研细末，过100目筛，密封备用。取药粉填入脐中（令满），外以敷料盖上，胶布固定。2日换药1次。一般4～6次即可见效。
［功　效］理气止痛。
［备　注］引自1986年《陕西中医》第9期。在治疗期间要积极防治易引起腹

压增高的各种因素（如咳嗽、便秘、排尿困难等），同时适当减少活动，注意卧床休息。

> **贴心提示**
>
> 母丁香为桃金娘科植物丁香的近成熟果实，外表呈褐色，或带有土红色粉末，粗糙，多细皱纹，上端宿萼有4裂片。味辛，性温。可治暴心气痛、胃寒呕逆、风冷齿痛、牙宣、口臭、妇人阴冷、小儿疝气等症。

60 疝气汤治小儿疝气

马某某，男，3岁，1975年4月就诊。患疝气1年多，时轻时重，多方求治无效，为免手术而求治。投本方6剂内服，并用本方研末以陈醋调外敷患处，纱布固定，痊愈，至今未复发。

[方　剂] 乌梅肉、橘核仁、石榴皮、枳壳、川楝子、小茴香、向日葵杆内白心各10克，吴茱萸6克，肉桂3克。

[加　减] 无湿热者去向日葵杆内白心，寒盛者肉桂加至6克，气虚者酌加参芪之类。

[制用法] 上药为1剂量，水煎。3岁以下小儿煎1次分3次服；3岁以上每剂煎2次。每天服2～3次。3剂为1个疗程。

[功　效] 治小儿疝气。

> **贴心提示**
>
> （1）石榴皮性味：酸涩，温，有毒。归经：入大肠、肾经。功用：涩肠，止血，驱虫。主治：久泻，久痢，便血，脱肛，滑精，崩漏，带下，虫积腹痛，疥癣。《别录》说："疗下痢，止漏精。"
>
> （2）川楝子又名金铃子，中药材，为楝科落叶乔木川楝树的成熟果实。

主要产于中国的南方各地,以四川产者最为上乘,故又名川楝子。川楝子性寒,味苦,是行气药的一种。主要入肝经,疏泄肝热,行气止痛。有除湿热、清肝火、止痛、杀虫的功能。

脱肛外治方

效果很好。一5岁患儿脱肛2年,用药2次即愈。

[方　剂] 蝇牛100个(去外壳焙干),龙骨10克,冰片3克。

[制用法] 上药共研细末,装瓶备用。用时先将药粉均匀撒在纱布上。再用右手托带药纱布,对准肛门脱出肿块,慢而有力地将肿块推入肛门,待肿块复位后,适当休息,多食蔬菜及软食,保持大便稀软,以巩固疗效。

[功　效] 消炎固脱。

[备　注] 引自1991年《吉林中医药》。

贴心提示

(1) 龙骨为古代哺乳动物如象类、犀牛类、三趾马等的骨骼的化石。取刷净的龙骨,在无烟的炉火上或坩埚内煅红透,取出,放凉,碾碎即为煅龙骨。

(2) 冰片,又名片脑、橘片,是龙脑香科植物龙脑香的树脂和挥发油加工品提取获得的结晶,是近乎于纯粹的右旋龙脑。亦有用化学方法合成。其可用于闭证神昏、目赤肿痛、喉痹口疮、疮疡肿痛、溃后不敛等。

第五章 女性美容养颜老偏方

老中医不说，却一直在用的老偏方

1. 冬瓜祛斑美容

张某某，女，38岁，经用本方雀斑逐渐消失。

［方　剂］冬瓜1个。

［制用法］刮去其皮，切成薄片，用酒与水（1∶1）将冬瓜煮烂，待冬瓜烂时，搅烂滤去渣，再用文火将冬瓜汁煎成膏状（忌用铁器，可用砂锅），放入杯中，盖好。每晚洗脸后在睡前涂于患部，第二天清早洗去，两个月后，肤色莹洁可爱，有美颜功效。

> **贴心提示**
>
> （1）冬瓜喜温耐热，产量高，耐贮运，是夏秋的重要蔬菜品种之一，在调节蔬菜淡季中有重要作用，适宜市销、北运和出口，我国各地均有栽培。夏末、秋初果实成熟时采摘。食用时先去皮，洗净，再去瓤。
>
> （2）冬瓜味甘淡，性微寒。本品含蛋白、糖类、胡萝卜素、多种维生素、粗纤维和钙、磷、铁，且钾盐含量高，钠盐含量低。清热解毒，利水消痰，除烦止渴，祛湿解暑。用于心胸烦热、小便不利、肺痈咳喘、肝硬化腹水、高血压等。

2. 红小豆花可消除雀斑

李小姐，30岁，由于脸上有一些小雀斑，所以非常苦恼，在试用过本方之后，效果很好。

［方　剂］红小豆的花及红小豆适量。

［制用法］红小豆的花，压出汁来，抹在脸上。将红小豆在锅中烤，然后研

为粉末，与米糠混合，加入开水饮用。

［功　效］有美容、消除雀斑的功效。

贴心提示

（1）红小豆富含淀粉，因此又被人们称为"饭豆"。红小豆含多种营养成分，每100克红小豆中含蛋白质21.7克、脂肪0.8克、碳水化合物60.7克、钙76毫克、磷386毫克、铁4.5毫克、硫胺素0.43毫克、核黄素0.16毫克、烟酸2.1毫克。

（2）红小豆蛋白质中赖氨酸含量较高，宜与谷类食品混合成豆饭或豆粥食用，一般做成豆沙或作糕点原料。李时珍称赤小豆为"心之谷"，其功用为"生津液，利小便，消胀，除肿，止吐"，并可"下痢，解酒毒，除寒热痈肿，排脓散血，而通乳汁……"。

3 黑砂糖增白祛斑

张小姐，25岁，身材苗条，可是美中不足的是，脸色有一些发黄，还有一些小雀斑，在使用本方之后，脸色白了不少，而且斑也去掉了不少。

［方　剂］黑砂糖适量。

［制用法］把两大匙黑砂糖及少许水放入锅中煮，冷却后，可取来涂抹于面孔，经过五六分钟就可以洗掉。黑砂糖有漂白作用。持续几个月，就会产生效果。

［功　效］祛斑美容。

贴心提示

（1）黑砂糖为甘蔗或甜菜的茎，经压榨取汁，煎炼制成。呈砂状赤色结晶体的，名赤砂糖、黄砂糖。呈长方形砖块状的，名红糖、片糖、黄糖、黄

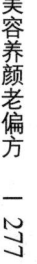

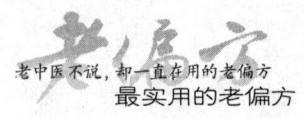

片糖。红糖是未经提纯的甘蔗粗制品，含糖蜜与叶绿素、叶黄素、胡萝卜素及铁质等，色呈棕红。

（2）黑砂糖性味归经：甘，温，归脾、胃、肝经。功效：健脾益气，缓肝补血，消食，活血祛淤，止痛。

4 消石灰外敷治黑斑

倪小姐，公司高级白领，工作顺利，非常爱美，就是经常为自己脸上的黑斑伤心。在朋友的推荐下使用本方，效果非常好。

[方　剂] 消石灰100克，木灰100克，水适量，糯米20粒。

[制用法] 消石灰100克加同量的木灰混合，加入少量的水调成泥状，其中纵植20粒糯米，加热蒸一昼夜，糯米即成透明状，以竹筷子挑出，放于木板上，并调成糊状贴于患部。

[功　效] 祛斑美容。

贴心提示

（1）糯米是糯稻脱壳的米，在中国南方称为糯米，而北方则多称为江米。是制造黏性小吃，如粽、八宝粥、各式甜品的主要原料，糯米也是酿造醪糟（甜米酒）的主要原料。

（2）糯米含有蛋白质、脂肪、糖类、钙、磷、铁、维生素B_1、维生素B_2、烟酸及淀粉等，营养丰富，为温补强壮食品，具有补中益气、健脾养胃、止虚汗之功效，对食欲不佳、腹胀腹泻有一定缓解作用。糯米对于美容也有很好的作用。

5 四白香绿粉治黑斑

张小姐，28岁，由于脸上长满了黑斑，所以本人十分自卑，但是在使用本方之后，重新变漂亮，自信了很多。

[制用法] 甘松、山柰、香薷、白芷、白蔹、防风、藁本、白僵蚕、白附子、天花粉、零陵香、绿豆粉、肥皂各等份。研为细末，每早洗面，斑、黑点就会除去。

[功　效] 洁面、增白。

[验　证] 以上方法经医学杂志推荐，多次使用疗效理想。

贴心提示

（1）甘松：别名香松、甘松香。性味与归经：味辛，甘、温，归脾、胃经。功能与主治：行气止痛，开郁醒脾；外用祛湿消肿。用于中焦寒凝气滞，脾胃不和，食欲不振，呕吐；外用治牙痛。

（2）山柰，又名沙姜，为一年生草本植物，其性耐旱耐瘠怕浸。南盛耕地多属黑泥田，含碳质多，松软疏水，宜于沙姜生长。气香特异，味辛辣。功能主治：行气温中，消食，止痛。用于胸膈胀满，脘腹冷痛，饮食不消。

6 鲜姜汁涂液消炎祛狐臭

赵某某，男，28岁，用此法患处根除。

[方　剂] 鲜姜。

[制用法] 将鲜姜洗净，捣碎，用纱布绞压取汁液。涂汁于腋下，每日数次。

[功　效] 消狐臭。

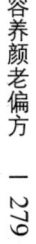

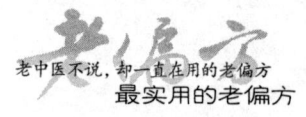

[备 注]《食疗本草》云,生姜有"去胸中臭气、狐臭"的作用,有"根绝"之功。

贴心提示

（1）姜,姜科姜属植物,开有黄绿色花并有刺激性香味的根茎。根茎鲜品或干品可以作为调味品。姜经过炮制作为中药的药材之一。

（2）生姜味辛,性微温,入脾、胃、肺经。具有发汗解表、温中止呕、温肺止咳、解毒的功效。主治：外感风寒、胃寒呕吐、风寒咳嗽、腹痛腹泻、中鱼蟹毒等病症。

7 莲藕方驻颜轻身

据《大清草木方》介绍,此方有减肥和养护容颜作用。

[方　剂] 莲花,藕,莲子。

[制用法] 上3味用量比例7∶8∶9计量。置通风处阴干,研成细粉,存于瓷瓶内密封。每日早晚空腹以温开水送服1次,每次1小匙。

[功　效] 养阴清热,美容驻颜。用于体胖、容颜衰败、老态明显者。

[备　注] 服此方治疗期,禁食葱、蒜等辛辣食物。

贴心提示

（1）莲花是一种实用价值很高的植物,全株皆可利用,每一个部位皆有其特殊功能,然不外乎以降火气、清心、止血、祛除体内多余湿气、散淤为重要效能。

（2）莲子：《本草纲目》认为"莲子,交心肾,厚肠胃,强筋骨,补虚损,利耳目"。含维生素C、蛋白质、铜、锰等矿物质及荷叶碱,极具营养价值。可强身补气,保健肠胃,止泻及祛湿热。

（3）莲藕：含维生素C、维生素B_1、维生素B_2、蛋白质、氨基酸等养分。其性干寒，可凉血，去暑，散淤气，对健脾、开胃也很有益处。

8 容颜不老方

此方据《奇效良方》化裁。古籍云："……煎也好，点也好，修合此药胜如宝，每日清晨饮一杯，一世容颜长不老。"

[方　剂] 鲜姜500克，大枣250克，食盐100克，甘草150克，丁香、沉香各25克，茴香200克。

[制用法] 上七味共捣碎，调匀。每日晨开水冲泡当茶饮服1杯。

[功　效] 调养气血，滋润皮肤。用治人老色衰，面容憔悴，粗糙无华。

贴心提示

（1）大枣又名红枣、干枣、枣子，起源于中国，在中国已有4000多年的种植历史，自古以来就被列为"五果"（桃、李、梅、杏、枣）之一。红枣富含蛋白质、脂肪、糖类、胡萝卜素、B族维生素、维生素C、维生素P以及钙、磷、铁和环磷酸腺苷等营养成分。其中维生素C的含量在果品中名列前茅，有"维生素王"之美称。

（2）丁香是双子叶植物桃金娘科植物丁香的干燥花蕾经蒸馏所得的挥发油，即作为药用的丁香。性味、归经：甘、辛，大热，入胃、肾二经。功效：暖胃，温肾。主治：胃寒痛胀，呃逆，吐泻，痹痛，疝痛，口臭，牙痛。

9 核桃大豆汤永葆面部红润

据1982年第3期《食品科技》介绍，此方是著名的京剧表演艺术家梅兰芳先生生前最喜欢吃的美容食品。

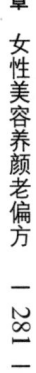

[方　剂] 核桃仁10个，大豆300克，白芨10克，大米50克，白糖25克。

[制用法] 先将大豆、白芨同炒熟磨成粉末。再把核桃仁放碗内，加开水浸泡5分钟。然后将核桃仁与泡过一夜的大米混在一起，用擀面杖将其擀碎，放入瓷盆中，加5～6杯水，经过充分浸泡后，用纱布过滤。将过滤好的汁倒入锅内，加入3杯水，再把磨成粉末的大豆、白芨粉放入锅内，加白糖，煮成糊状即可。逐日食用。

[功　效] 通经，养荣，益血。经常服饮面部光滑而红润。

贴心提示

（1）核桃仁，又名胡桃仁、胡桃肉，核桃本品为胡桃科植物胡桃的干燥成熟种子。秋季果实成熟时采收，除去肉质果皮，晒干，再除去核壳及木质隔膜。性味甘，温，归肾、肺、大肠经。补肾，温肺，润肠。用于腰膝酸软，阳痿遗精，虚寒喘嗽，大便秘结。

（2）白芨是兰科白芨属的一种。地下有粗厚的根状茎，如鸡头状，富黏性，含白芨胶质，即白芨甘露聚糖，可供药用，有止血补肺、生肌止痛之效，也可供作糊料。

10 核桃绿皮染发方

据《外台秘要》介绍，此法"一染即黑"。

[方　剂] 鲜核桃绿皮、蝌蚪等份。

[制用法] 上两味共捣如泥，涂抹须发，2～3次即黑。

[功　效] 染发成黑。用治须发早白。

贴心提示

（1）在《本草拾遗》中记载："蛤蟆儿生水中，有尾如鲶鱼。取青胡桃子上皮和为泥,染髭发一染不变。(其)卵主明目。"

(2)蝌蚪是蛙、蟾蜍、蝾螈、鲵等两栖类动物的幼体,刚孵化出来的蝌蚪,身体呈纺锤形,无四肢、口和内鳃,生有侧扁的长尾,头部两侧生有分枝的外鳃,吸附在水草上,靠体内残存的卵黄供给营养。

⑪ 乌发丸治少年白发

潘某某,女,20岁,农民。从15岁始,每梳洗时,总见白发根根,近3年来,白发越来越多,梳头时并有少量脱发,发梢日渐变黄,甚为烦恼。时而纳少,多梦,脉涩,苔白舌黯红,面少华色,经来腹痛量少,二便如常。诊为少年白发。辨证为肾虚血淤。方用乌发丸。3个月后复诊,淡黄发梢好转,白发亦减少。再投1剂以善后。1年后追访,头发虽不甚乌,但黄发梢及白发全无。

[方　剂] 当归须100克,生黄芪100克,广地龙30克,䗪虫30克,水蛭30克,僵蚕60克,地骨皮100克,白云苓200克,生、熟地各100克,石菖蒲30克,远志30克,川牛膝60克,菟丝子100克,天麻30克,羌活30克,白芍60克,川芎30克,肉苁蓉60克,穿山甲30克,鹿角霜60克。

[制用法] 诸药粉碎,水泛为丸如小绿豆大,每次5克,每日3次,饭后服用。以白云苓、当归各10克,肉苁蓉、合欢皮各6克,煎水作汤送服。3个月为1个疗程。

[功　效] 益精养血,化淤乌发。

> **贴心提示**
>
> 少年白发是指青年男女发间生出白发或黑发变细、变黄、变白的一种毛发营养与代谢障碍性疾病。其病因可能与精神因素、遗传因素或神经内分泌功能失调有关。男与女发病比率为1∶3。

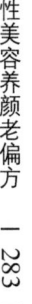

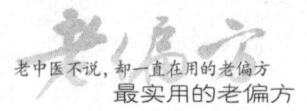

12 南烛膏黑发驻颜

刘某某，男，43岁，用此法，效果良好。

[方　剂] 南烛树枝叶或根皮（春夏取枝叶，秋冬取根皮）。

[制用法] 南烛加清水文火煎煮（用量配比1∶2），过滤去滓，净锅文火再煮至如膏状，装瓶备用。每次以温酒对服1匙南烛膏，每日3次，久服有效。

[功　效] 固精驻颜，轻身明目。用治未老先衰、须发早白、体肥胖及视力低下者。

[备　注] 我国江淮一带，每逢清明节前后，采南烛叶煮粳米饭，俗称"乌饭"。据民间传说，乌饭可以强筋骨，益力气，轻身而长寿。

贴心提示

南烛枝叶，为杜鹃花科植物乌饭树的叶。产于江苏、浙江等地。叶子质脆，气弱，味涩而苦。性味：酸，涩，性平。归经：心，脾，肾经。功能：益肠胃，养肝肾。用于脾胃气虚，久泻，少食，肝肾不足，腰膝乏力，须发早白。

13 饭前水果减肥法

据《老年报》1992年4月刊介绍，饭前吃水果可以减肥。因为：①在餐前饮用果汁的实验者在进餐时所吸收的热量比平时要减少20%～40%。②水果内所含的果糖，使身体内渴求热量的欲望得到满足，进餐时对食物的需求便减少。③几乎所有的实验者在食"餐前果"后，进餐时对脂肪性食物的需求都大大减少，从而间接阻遏体内过多脂肪的堆积。

[方　剂] 各种减肥水果。

[制用法] 饭前30~45分钟先吃一些水果或饮用1杯果汁。

[功　效] 降体重,减肥胖。

贴心提示

（1）在适当增加水果摄入量的同时,减少谷类和动物性食物的摄入,是可以减少总能量的摄入的,在能量消耗不变的情况下,有一定的减肥效应。

（2）在保证"食物多样、谷类为主、粗细搭配"的原则的同时,多吃蔬菜和水果是有利于减肥的。蔬菜和水果中的膳食纤维可以增加食物体积,产生饱腹感。蔬菜每天应摄入300~500克,同时还可吃水果200~400克。

（3）减肥除注意平衡膳食外,还应每天保证一定量的运动,以消耗过多的能量。可以进行一些有氧运动,如快走、跑步、游泳、爬山等。

14 生地黄生黄芪等可减肥

用本方治疗肥胖症患者58例,经用药1~3个疗程后,其中体重下降2~3千克者10例,4~5千克者36例,6~8千克者12例。治疗过程中,未见不良反应发生。

[方　剂] 生地黄、生黄芪、黑小豆各30克,防己、白术、茯苓、漏芦、决明子、荷叶各10克,红人参8克,蜈蚣2只,生甘草5克。

[制用法] 将上药水煎成150毫升,每次服50毫升,分3次口服。半个月为1个疗程。1个疗程结束,可续服2~3个疗程,直至体重恢复正常止。

贴心提示

（1）黑小豆,又名橹豆、料豆、零乌豆,民间多称黑小豆和马科豆,向有豆中之王的美称。黑豆防老抗衰,药食俱佳。中医历来认为,黑豆为肾

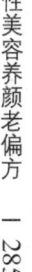

之谷，入肾。具有健脾利水、消肿下气、滋肾阴、润肺燥、制风热而活血解毒、止盗汗、乌发黑发以及延年益寿的功能。

（2）防己，本品为防己科植物粉防己或马兜铃科植物广防己的干燥根。防己性味归经：苦、辛、寒，归膀胱、肾、脾经。功效：利水消肿，祛风止痛。主治：水肿脚气，小便不利，湿疹疮毒，风湿痹痛，高血压症。一般认为，汉防己利水消肿作用较强，木防己祛风止痛作用较好。

15 大腹皮冬瓜皮等减肥

用本方治疗肥胖症患者66例，经用药1～3剂后，其中体重减轻2～3千克者21例；体重减轻4～5千克者34例；体重减轻6～8千克者11例。治疗过程中未见不良反应发生。

[方　剂] 炒薏苡仁150克，大腹皮、冬瓜皮、茯苓、炒苍术、炒白术各100克，陈皮80克。

[制用法] 将上药研为极细末，过120目筛，水泛为细小丸，每次服8克（约40粒）。每日3次。本方为1剂药。服药1剂后，可续服2～3剂。

贴心提示

（1）大腹皮，中药名。为棕榈科植物槟榔的干燥果皮。具有下气宽中、行水消肿之功效。现代研究发现，该品有兴奋胃肠道平滑肌、促胃肠动力作用，并有促进纤维蛋白溶解等作用。

（2）薏苡仁是常用的中药。性味甘淡微寒，有利水消肿、健脾去湿、舒筋除痹、清热排脓等功效，为常用的利水渗湿药。薏仁又是一种美容食品，常食可以保持人体皮肤光泽细腻，消除粉刺、雀斑、老年斑、妊娠斑、蝴蝶斑，对脱屑、痤疮、皲裂、皮肤粗糙等都有良好疗效。

16 松树皮丸美容香身

《家庭医学》杂志介绍此方绝妙。

[方　剂] 松树皮（取第2层白皮）500克，大枣（去核）100克，肉桂50克，冬瓜子（去皮）100克，蜂蜜600克。

[制用法] 先将枣捣成泥，再将松树皮、肉桂、冬瓜仁研成细末，过筛，与枣泥拌匀，加蜂蜜调作蜜丸，如枣般大。每日早、晚各服3～5丸，坚持服用，见效。

[功　效] 松树白皮是常绿大乔木油松的根皮，含有挥发油，能直接产香，发散芳香气味。其他药可能是通过人体内分泌的代谢作用使皮肤散发香气。

[备　注] 此种美容香身之方，在古医籍中，如《食疗本草》《千金要方》里都有记载，据称有"香身辟秽"之功，久服"百日衣被皆香"之妙。

贴心提示

松树皮《本草纲目》记载：苦、涩，温，归肺、大肠经。功效：收敛，生肌。外用治烧烫伤、小儿湿疹。松木皮用于祛风除湿，活血止血，敛疮生肌。主治：风湿骨痛，跌打损伤，金刃伤，肠风下血，久痢，湿疹，烧烫伤，痈疽久不收口。

17 浓茶漱口爽口洁齿

此方在民间一直流传，效果非常好。

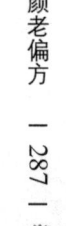

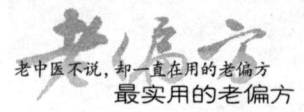

[方　剂]茶叶（红、绿、花茶均可）。

[制用法]开水冲泡，以浓为佳。漱口。

[功　效]去油污，爽口腔，除杂滓。可使口腔清爽，提神醒脑。

[验　证]李时珍云，用茶水漱口"能坚齿消蠹，深得饮茶之妙"。

贴心提示

（1）中国古人曾认为茶有十德：以茶散郁气，以茶驱睡气，以茶养生气，以茶除病气，以茶利礼仁，以茶表敬意，以茶尝滋味，以茶养身体，以茶可行道，以茶可雅志。

（2）要特别注意有些患者、孕妇不宜饮茶，即便是平常人，在饮茶方面也要有所选择。因为人群中因性别、年龄、地域、胖瘦、寒热、虚实等不同，体质不同，有一些人并不宜喝茶。所以，喝茶也要因人而异。

18 香草浴液香身爽体

《健康报》介绍，读者反映此方法可取，值得推广。

[方　剂]香草。

[制用法]煎水沐浴用。

[功　效]沐浴后使人身香气不散。

[备　注]香草，多年生草本植物，含豆香素，其味芬芳，我国古代民间常用香草浸剂沐浴爽身。《本草衍义》中的"茅香汤"即为此。

贴心提示

香草有时也称为药草，是会散发出独特香味的植物，通常也有调味、制作香料或萃取精油等功用，其中很多也具备药用价值。虽然一般所谓的香草主要是指取自绿色植物的叶的部分，但包括花、果实、种子、树皮、根等，植物的各个部位都有可能入药。

19 杏仁蛋清美面消斑

据《海上方》介绍，杏仁去皮，研细，以鸡蛋清调匀，每晚睡前涂面，次晨洗去，连用1周，对治疗黑褐斑及妊娠蝴蝶斑有效。

［方　剂］杏仁，鸡蛋清，白酒。
［制用法］杏仁浸泡后去皮，捣烂如泥，加入蛋清调匀。每晚睡前涂搽，次晨用白酒洗去，直至斑退。
［功　效］杏仁含杏仁甙、脂肪油、杏仁油及葡萄糖等，蛋清含多种维生素、烟酸，都有促进皮脂腺分泌、滋润皮肤之作用。适于治面部黑褐斑及面暗无光泽。

贴心提示

（1）杏仁含有20%的蛋白质，不含淀粉，磨碎、加压后，榨出的油脂，大约是本身重量的一半，杏仁油为淡黄色，虽然没有香味，但具有软化皮肤的功效。

（2）鸡蛋清可以使皮肤变白、细嫩，还具有清热解毒和增强皮肤免疫功能的作用。鸡蛋清不但可以使皮肤变白，而且能使皮肤细嫩。这是因为它含有丰富的蛋白质和少量醋酸，蛋白质可以增强皮肤的润滑作用，醋酸可以保护皮肤的微酸性，以防细菌感染。此外，鸡蛋清还具有清热解毒和增强皮肤免疫功能的作用。

20 可口乌梅方消黑痣

此方在女性中流传很广，经过多次试用，反映效果良好。

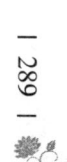

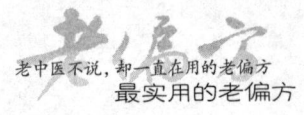

［方　剂］乌梅肉，轻粉。

［制用法］烧灰存性，加轻粉，用香油调匀。点痣上，或涂敷胬肉。

［功　效］去黑痣，蚀胬肉。用治皮肤表层血管瘤、鸡眼、赘疣、黑痣等。

［备　注］轻粉，中药名，由水银加工制成，性寒、味辛，有毒。此"乌梅方"见于《名医别录》并化裁而成。

> **贴心提示**
>
> （1）乌梅别名酸梅、黄仔、合汉梅、干枝梅，为蔷薇科落叶乔木植物梅的近成熟果实，经烟火熏制而成。若用青梅以盐水日晒夜浸，10日后有白霜形成，叫做白霜梅，其功效类似，宜忌相同。
>
> （2）据现代研究发现，青梅或梅子汁、乌梅中含钾多而含钠较少，因此，需要长期服用排钾性利尿药者宜食之；梅子中含儿茶酸能促进肠蠕动，因此，便秘之人宜食之；梅子中含多种有机酸，有改善肝脏功能的作用，故肝病患者宜食之。梅子中的梅酸可软化血管，延缓血管硬化，具有防老抗衰作用。

21 牛奶和橄榄油拯救脆弱皮肤

有些人皮肤原本脆弱，不堪在太阳下曝晒，使用化妆品也会伤害到皮肤，所以在缺乏保养之下，更显得粗糙而没有美感。

［验　方］将牛奶一大匙，与一大匙半的面粉混合成泥状物，涂抹脸上，若再加点橄榄油也可以，10~15分钟后洗掉，将会有令人满意的效果。此法每周做2次就可以了，最好持续一年半载，否则效果不彰，前功尽弃。

［备　注］此法使用起来很方便，至于蜂蜜和柠檬，因为较有刺激性，对脆弱的皮肤恐会造成伤害，如果要使用，则应小心用量。

> **贴心提示**

（1）牛奶的营养价值很高，牛奶中的矿物质种类也非常丰富，除了我们所熟知的钙以外，磷、铁、锌、铜、锰、钼的含量都很多。最难得的是，牛奶是人体钙的最佳来源，而且钙磷比例非常合适，利于钙的吸收。牛奶的化学成分种类复杂，至少有100多种，主要成分有水、脂肪、磷脂、蛋白质、乳糖、无机盐等。

（2）橄榄油在地中海沿岸国家有几千年的食用史，在西方被誉为"液体黄金""植物油皇后""地中海甘露"，原因就在于其极佳的天然保健功效、美容功效和理想的烹调用途。可供食用的高档橄榄油是用初熟或成熟的油橄榄鲜果通过物理冷压榨工艺提取的天然果油汁，是世界上唯一以自然状态的形式供人类食用的木本植物油。

22 米糠助皮肤恢复光泽

古代的妇女，在还没有香皂的时代，都是使用米糠搽皮肤，这是因为米糠有独特的作用，能保持皮肤的光泽，且两三天1次即可，持续力也较久。

[验　方]把1/3碗米糠放入袋中，浸入稍热的水里，轻轻摇荡三四次，取出后，用来擦拭脸孔，放置10~15分钟，再用温水洗净，经过三四个月后，没有光泽的皮肤就会显得细腻光滑，没有任何的瑕疵了。

> **贴心提示**

（1）米糠中除了含有脂肪外，也富有维生素B_1及维生素B_2，能够为皮肤直接吸收，化妆品虽也含有维生素，但却因为掺有防腐剂的缘故，长期使用会对皮肤造成伤害。

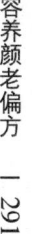

（2）要注意使用米糠敷面后，使用的化妆水需为碱性，乳液则选用含脂肪少者，面霜最好使用中性，否则，全体的平衡无法维持，效果将会减半。

23 晒后皮肤，柠檬来帮忙

在太阳光下长期曝晒，很容易引起皮肤的老化，大多数的中年人在经过日光浴后，其脸上甚至会长出黑斑，黑斑的出现是皮肤老化的征兆，必须要仔细保养。

[验方一] 将黄瓜磨成泥状，用布过滤它的汁，再滴入一点柠檬汁和2匙面粉，搅拌后，用来涂抹脸部，15～20分钟后洗去。此法，对于日晒后的皮肤是最适合的，柠檬虽含有丰富的维生素C，但比较之下，经日晒过的皮肤，会有轻微的炎症，直接使用柠檬反而会造成刺激。黄瓜含有果胶以及使皮肤细嫩的成分，是比较适合的（黄瓜汁液的撷取：有人是将距黄瓜根部50厘米上端处切掉，把切口插入瓶中，过一夜，瓶中会滴存黄瓜水，这是最方便的方法）。

[验方二] 上法实行过后，可将柠檬切片，浸入酒中约1个晚上，再将柠檬片铺在面孔上，约15分钟后即可洗去，酒渍柠檬片对消除黑斑有很好的功效，此法最好在就寝前沐浴后实施。

贴心提示

以上二法应按先后顺序实行，如此，不但能使太阳晒后的皮肤不致变为粗糙，且对美容也是很有效果的。

如果在海边晒出水疱，可以抹上橄榄油，于15分钟后洗掉，约两三天即可痊愈。如果全身都起水疱，则约1周才能治好。待水疱治好后，才能实行敷面法。

病后皮肤活力的恢复

生病时,皮肤缺乏活力,尤其是在床上躺了两三个月后,皮肤更是毫无生气,这种皮肤就是化妆也没有用,最好是先恢复皮肤的活力。

[验 方] 把1个鸡蛋放入一大匙面粉中充分搅拌,用它来涂抹脸部,约15分钟后以温水洗掉,最好在就寝前做,每隔3天做1次,就能有很好的效用。

贴心提示

(1)蛋黄中的磷与蛋黄激素直接与营养有关,磷是一种特别成分,可以补给皮肤营养,如果能选用有精卵的蛋黄,对病后衰弱的皮肤更为有利。

(2)要注意久病初愈和产后的妇女,其皮肤是最脆弱的,不能一下子吸收太多的营养,每周2次即足够。但要持之以恒才有用。

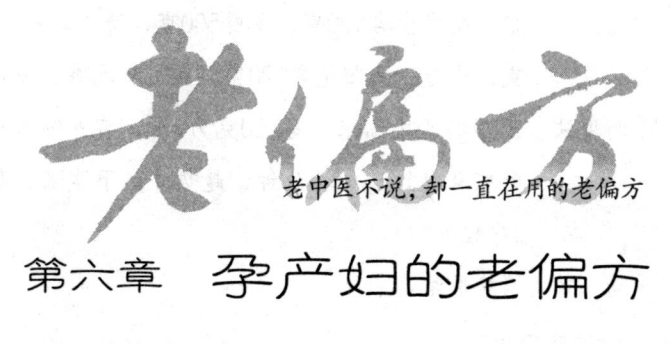

第六章 孕产妇的老偏方

1 消癥散治子宫外孕

李女士宫外孕手术之后，身体一直都不好，用了此药方之后，身体好多了。此药方引自《百病中医膏散疗法》。

[方　剂] 千年健60克，川续断120克，追地风、川椒各60克，五加皮、白芷、桑寄生各120克，艾叶500克，透骨草250克，羌活、独活各60克，赤芍、当归尾各120克，血竭、乳香、没药各60克。

[制用法] 上药共研极细末，每250克为1份，装入纱布袋内，封口备用。用时取药袋1个，蒸5分钟，趁热外敷下腹部，每日1～2次，10次为1疗程。

[功　效] 消癥散结。

贴心提示

（1）千年健本品为天南星科平丝芋属植物千年健的干燥根茎。性味为辛，温。小毒。入肝、肾、胃经。具有祛风湿、舒筋活络、止痛、消肿等功效。主治：风湿痹痛、肢节酸软、筋骨痿软、跌打损伤、胃痛、痈疽疮肿等。

（2）川续断：为川续断科植物川续断的根。分布于江西、湖北、湖南、广西、四川、贵州、云南、西藏等地。药用部位：根。药用功能：强筋骨，续筋接骨，活血祛淤。

（3）追地风药用部位：树皮。产地：广西。采收：春、秋二季剥取。加工：晒干或低温干燥。性味：微辛、涩。归经：归膀胱、肾经。功能：祛风除湿，行气止痛。主治：风湿痹痛，腰肌劳损。但是要注意追地风有小毒。

② 宫外孕外敷方

治疗数例，用药1~2疗程后，包块消失而愈。

［方　剂］丹参15克，赤芍、桃仁、乳香、没药各9克，三棱、莪术、延胡索各6克。

［制用法］上药共研细末，以食醋调匀成软膏状，备用。贴敷下腹部，外以纱布盖上，胶布固定。隔日换药1次，10次为1个疗程。

［功　效］活血破淤，消癥止痛。

贴心提示

（1）丹参又名赤参、紫丹参、红根等。为双子叶植物唇形科干燥根及根茎。主产于安徽、河南、陕西等地。功效：活血调经，祛淤止痛，凉血消痈，清心除烦，养血安神。

（2）赤芍，中药名，性味归经：苦，微寒，归肝经。有行淤、止痛、凉血、消肿功效。主治：淤滞经闭、癥瘕积聚、腹痛、胁痛、衄血、血痢、肠风下血、目赤、痈肿、跌打损伤等。

③ 固肾保孕汤治疗先兆流产

于某某，女，26岁，农民。婚后1年，经停2月余，尿妊娠试验阳性，诊为怀孕。1天前下午突然阴道有少量出血，色鲜红，并有腰酸坠感，第二天上午亦有少量出血，有增多之势。妇检宫颈未开，宫体增大与妊娠月份相符合。脉、舌无明显变化。无发热，大小便正常。诊为先兆流产。证属冲任不调，胎元不固。方用固肾保孕汤：炙黄芪、熟地、山萸肉、怀山药、桑寄生各30克，潞党参、

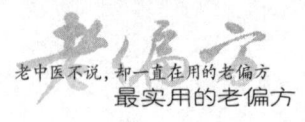

杜仲、菟丝子各15克，川续断20克，炒白术、当归、济阿胶（烊冲）各10克，川芎、升麻、荆芥炭各6克。并嘱绝对卧床休息。2剂药后，出血停止，腰酸亦除，又投3剂以善后。后知足月顺产一女婴，发育正常。

[方　剂] 炙黄芪30克，潞党参15克，熟地30克，山萸肉30克，怀山药30克，桑寄生30克，杜仲15克，川续断20克，菟丝子15克，炒白术10克，当归10克，川芎6克，升麻6克，济阿胶(烊冲)10克，荆芥炭6克。

[制用法] 每日1剂，水煎3次，分3次服。5剂为1个疗程。

[功　效] 益气养血，固肾保孕。

贴心提示

（1）党参为中国常用的传统补益药，古代以山西上党地区出产的党参为上品，具有补中益气、健脾益肺之功效。黄芪含皂甙、蔗糖、多糖、多种氨基酸、叶酸及硒、锌、铜等多种微量元素。有增强机体免疫功能、保肝、利尿、抗衰老、抗应激、降压和较广泛的抗菌作用。

（2）党参不宜与藜芦同用。服用黄芪时要注意表实邪盛、气滞湿阻、食积停滞、痈疽初起或溃后热毒尚盛等实证，以及阴虚阳亢者，均须禁服。

④ 摄护胎元饮治疗习惯性流产

赵某，女，30岁，工人。婚后5年，4年间连续自然流产3次，此次流产于3月前，至今月经未潮。夫妇双方曾经到某医院做生殖系统有关检查，均无异常。面色淡白，形体不丰，腹部无明显包块，腰微酸重，少量白带清稀，时而少寐多梦，乏力食少，冬天尤畏寒冷，两手发凉，易患冻疮。每次流产均在妊娠12周左右，平素月经周期尚准，唯色淡量略少，二便如常。腹部B超检查无异常发现，血、尿常规化验亦正常。脉细涩，苔少舌绛。诊为习惯性流产。证属脾肾气虚，冲任不固。方用摄护胎元饮：潞党参、炙黄芪、炒白术、炙甘草、杭白芍、续断、杜仲、桑寄生、破故纸、济阿胶（烊冲）、茺蔚子、制香附、陈艾叶各10克，陈皮、砂仁（后下）各6克，当归、生龙牡（先煎）各15克，熟地、怀山药各30克。药服10剂后，经水已止。再以原方于每月经前1～2天起，每日1剂服至经净止。4个月后已孕，又服前方3个月，隔日1剂。前后共服本方80余剂，翌年顺生一男婴。

[方　剂] 潞党参10克，炙黄芪10克，炒白术10克，炙甘草10克，陈皮6克，当归15克，杭白芍10克，熟地30克，续断10克，杜仲10克，桑寄生10克，生龙牡15克（先煎），补骨脂10克，砂仁6克（后下），怀山药30克，济阿胶10克（烊冲），茺蔚子10克，醋香附10克，陈艾叶10克。

[制用法] 每日1剂，水煎3次，分3次服，月经临前服至经净止。6个月为1个疗程。若已孕需继续连服3个月，隔日1剂，45剂为1个疗程。或制丸服。

[功　效] 补肾固冲，养血益气。

> **贴心提示**
>
> （1）白术为多年生草本，喜凉爽气候，以根茎入药，具有多项药用功能。功效：健脾益气，燥湿利水，止汗，安胎。用于脾虚食少，腹胀泄泻，痰饮眩悸，水肿，自汗，胎动不安。
>
> （2）炙甘草甘，平，归心、脾、肺、胃经。功能：补脾和胃，益气复脉。主治：脾胃虚弱，倦怠乏力，心动悸，脉结代。使用时要注意，湿盛而胸腹胀满及呕吐者忌服。久服较大剂量的甘草易引起水肿、血压升高等，使用时应当注意。

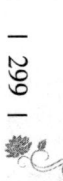

5 母鸡黄米粥治习惯性流产

据《续名医类案》介绍:龚子才治一妇,每怀孕至3月必坠,不肯服药,以此方数服胎固,至足月而生男婴。

[方　剂] 老母鸡(4年以上)1只,红壳小黄米250克。
[制用法] 将鸡宰杀去毛及内脏,煮汤,用鸡汤煮粥。可连续服用。
[功　效] 益气养血,安胎定志。用治习惯性流产。

贴心提示

(1) 黄米又称黍、糜子、夏小米,黄米富含蛋白质、糖类、B族维生素、维生素E、锌、铜、锰等营养元素,具有益阴、利肺、利大肠之功效。

(2) 黄米一般人群均可食用,但是要注意:适宜于体弱多病、面生疔疮者食用;适宜阳盛阴虚、夜不得眠、久泄胃弱、疔冻疮、疥疮、毒热、毒肿者食用;身体燥热者禁食。

6 玉米嫩衣治习惯性流产

据《家庭医生》杂志介绍效果理想。

[方　剂] 玉米嫩衣(即紧贴米粒之嫩皮)。
[制用法] 怀孕后每天以1个玉米嫩衣煎汤。代茶饮,饮到上次流产期则用量加倍,一直服至分娩为止。
[功　效] 固摄安胎。

> **贴心提示**
>
> 玉米嫩衣有清热利尿、固胎的作用。适用于习惯性流产。

⑦ 专保小产膏保胎

本方经过多人试用,屡用有效。本方引自《理瀹骈文》。

[方　剂] 生地256克,当归、炒黄芩、益母草各32克,白术、川续断各18克,酒芍、黄芪各15克,甘草10克。

[制用法] 上药用香油1000克熬枯,去渣,下白蜡32克、黄丹448克收膏,入煅龙骨32克(研末)搅匀。摊膏备用。以缎摊贴。贴丹田,14日1换。将产时1日1换。

> **贴心提示**
>
> (1) 生地也叫生地黄,玄参科多年生草本植物地黄的新鲜或干燥的块根。主产于我国河南、河北、内蒙古及东北。大部分地区有栽培。秋季采挖,鲜用或干燥切片生用。熟地黄为生地黄经加黄酒拌蒸至内外色黑、油润,或直接蒸至黑润而成。切厚片用。生地黄有清热凉血、益阴生津之功效。
>
> (2) 当归是伞形科植物,全当归补血活血,当归身补血,当归尾活血。性味:辛、甘、温。功效:活血破淤,调经止痛。主治:月经不调,痛经,腹痛,跌打损伤,疮疡。

⑧ 安胎膏治习惯性流产

张小姐,怀孕两次流产,医生诊断为习惯性流产,经过使用本方之后,成功怀孕,并顺利生下一个健康宝宝。本方引自《中国膏药学》。

[方　剂] 当归、茯苓（酒炒）、益母草各50克，生地黄400克，白术、续断各30克，甘草15克，白芍（酒炒）、黄芪、肉苁蓉各25克。

[制用法] 上药用香油1000克浸7日熬成膏（炸枯去渣），加白蜡50克，再熬三四沸，加黄丹250克，再熬，再加飞过龙骨50克搅匀，以缎摊如碗口大，备用。贴丹田上14日1换，贴过8个月为妙。

贴心提示

（1）当归是伞形科植物，全当归补血活血，当归身补血，当归尾活血。性味归经：辛、甘、温。功效与主治：活血破淤，调经止痛。治月经不调，痛经，腹痛，跌打损伤，疮疡。

（2）茯苓在以前被称为"四时神药"，功效非常广泛。茯苓味甘、淡、性平，入药具有利水渗湿、益脾和胃、宁心安神之功用。现代医学研究：茯苓能增强机体免疫功能，茯苓多糖有明显的抗肿瘤及保肝脏作用。

9 安奠二天汤加味治疗习惯性流产

佟某某，女，37岁，工人，1974年4月11日初诊。主诉闭经82天，近5天来阴道少量流血。结婚12年，曾流产5次，每次皆因劳累诱发，时间均在3个月以内。本次孕后，曾服维生素E、肌注黄体酮，及补肾安胎中药，效果不佳。诊见患者面色萎黄，肢倦乏力，心慌气短，食欲欠佳，舌质淡、苔薄白，脉细弱。辨证属气血两虚，脾肾不足，治宜补气养血，健脾益肾为主。用主方加当归、巴戟天，服6剂药后阴道流血停止，少腹坠痛与腰部酸胀明显减轻。效不更方，续进15剂，诸症皆除。为巩固疗效，再服6剂，患者于1975年6月4日来函相告，足月顺产一男婴，十分可爱。

[方　剂] 党参6~20克，熟地15~20克，白术10~20克，山药、枸杞子各10~12克，炒杜仲10~15克，炙甘草6克，山萸肉10克，扁豆、

阿胶各15克。

[加　减] 气血两虚型加当归、桑椹各12克，砂仁5克；脾肾亏损型加川断12～15克，巴戟10克，陈皮6克；血热伤胎型去党参、白术，加白茅根12克，紫草、马尾连各10克；跌仆伤胎型出血多者加侧柏炭、椿根白皮各10克；腹痛甚者加益母草6克；腰痛甚者加菟丝子15克，肉苁蓉10克。

[制用法] 水煎服，每日1剂。

[疗　效] 汤加味治疗习惯性流产37例，疗效甚佳。其中34例有效（症状消失，继续妊娠至分娩），3例无效（症状减轻或未能控制，仍流产者）。治疗时间20～39天，平均29天。

> **贴心提示**
>
> （1）熟地为玄参科植物地黄的块根，又名熟地黄或伏地，经加工炮制而成。是一种上好的中药材，具有补血滋阴功效，可用于血虚萎黄、眩晕、心悸失眠、月经不调、崩漏等症。
>
> （2）白术多年生草本，喜凉爽气候，以根茎入药，具有多项药用功能。性味归经：苦、甘、温，归脾、胃经。具有健脾益气、燥湿利水、止汗、安胎之功效。用于脾虚食少、腹胀泄泻、痰饮眩悸、水肿、自汗、胎动不安等症状。

10 谷子汤治产后感冒发烧

周某某，女，患产后感冒发烧，用方治愈。

[方　剂] 谷子（未去皮的小米）1握（约50克）。

[制用法] 将谷子炒黄，加水1碗煎至剩半碗。趁热1次服下，盖上被子出汗即愈。

[功　效] 祛风解表。用治产后感受风寒、发热恶寒。对一般感冒也有良效。

> **贴心提示**
>
> 谷子营养成分：蛋白质、维生素B_2、烟酸、钙、铁等。气味：咸，微寒，无毒。健康效果：适宜老人、孩子等身体虚弱的人滋补。同时常吃小米还有降血压、防治消化不良、补血健脑、安眠等功效。还能减轻皱纹、色斑、色素沉积，有美容的作用。

11　蚕豆壳治产后风

冯某某，女，32岁，患产后风，经用此方治愈。

[方　剂] 蚕豆壳、黄酒各适量。

[制用法] 蚕豆壳炒熟，研细。每次10克，黄酒送服。

> **贴心提示**
>
> 蚕豆壳来源为豆科植物蚕豆的种皮。取蚕豆放水中浸透，剥下豆壳，晒干。功效：渗湿利尿。主治：利尿渗湿。治水肿，脚气，小便不利，天疱疮，黄水疮。

12　胎盘鳖肉治恶露不净

周某某，28岁，在医院产后恶露不净，家人用此方后，周某症状好转。

[方　剂] 胎盘1个，鳖肉120克。

[制用法] 上两物洗净，切块，先用旺火油炒片刻，加水装入钵内，用旺火蒸30分钟。食之。

[功　效] 补气血，破淤滞。用治产后恶露排出不畅、不净。

> **贴心提示**

（1）产妇分娩后的胎盘还是一种中药，称之为人胎衣、紫河车。性味归经：性温，味甘、咸，归肺、肝、肾经。功效：益气养血，补肾益精。用于虚劳羸瘦，虚喘劳嗽，气虚无力，血虚面黄，阳痿遗精，不孕少乳。

（2）鳖俗称甲鱼、水鱼、团鱼和王八等，卵生爬行动物，水陆两栖生活。鳖肉味鲜美、营养丰富，有清热养阴、平肝熄风、软坚散结的效果。不仅是餐桌上的美味佳肴，而且是一种用途很广的滋补药品和中药材料。

13 梨汁人乳治产后小便不通

据《洄溪医案》记载：一妇产后小便不通，诸药不应，此冲任血虚气燥，膀胱不能施化，而水也竭也，令以梨汁、人乳各一杯早晚服之，而尿渐通。

[方　剂] 梨汁、人乳各1杯。
[制用法] 将梨切碎榨取汁同人乳共饮。早、晚各1次。
[功　效] 清热降火，解毒利尿。

> **贴心提示**

（1）梨果鲜美，肉脆多汁，酸甜可口，风味芳香。富含糖、蛋白质、脂肪、糖类及多种维生素，对人体健康有重要作用。其性味甘酸而平，无毒，具有生津止渴、益脾止泻、和胃降逆的功效。

（2）人乳含有蛋白质、脂肪、糖类、灰分、乳化钙、磷、铁、维生素A、维生素B_1、维生素B_2等多种成分。性味：平，甘，咸。人乳热服能补益五脏、益智填精、润燥生津、滋补血虚，凡大便秘结、舌根强硬、目赤眼昏等用之皆有效。

14 鲫鱼治产后臂痛抽搐

据《中医实用效方》介绍验例，保定市李某之妻，产后臂痛时现抽搐，久治不愈，经用本方治愈。

[方　剂] 活鲫鱼1条（以250克者为佳），黄酒200克。

[制用法] 将鱼切成6厘米见方之块，不去鳞、肠，不用盐，用香油炸焦。将炸鱼干吃后，再喝热黄酒，取微汗。

[功　效] 调胃，下气。用治产后臂痛或抽搐。

贴心提示

（1）鲫鱼属鲤形目，鲤科，鲫属，鲫鱼肉质细嫩，肉味甜美，营养价值很高，每百克肉含蛋白质13克、脂肪11克，并含有大量的钙、磷、铁等矿物质。鲫鱼药用价值极高，其性味甘、平、温，入胃、肾经，具有和中补虚、除湿利水、补虚羸、温胃进食、补中生气之功效。

（2）黄酒香气浓郁，甘甜味美，风味醇厚，并含有氨基酸、糖、醋、有机酸和多种维生素等，是烹调中不可缺少的主要调味品之一。

15 山药汤治产后大喘大汗

据《医学衷中参西录》介绍：一妇产后大喘大汗，身热劳嗽，诸医用黄芪、熟地等，汗出愈多，脉弱而数，急煎生山药180克，连服3日，诸病悉愈。

[方　剂] 山药180克。

[制用法] 洗净煎汤。连服3日，每日2次。

[功　效] 健脾，益阴，止渴，敛汗。用治产后因虚热引起的大喘大汗，身热劳嗽。

> **贴心提示**

（1）怀山药通称山药。多年生草本植物，茎蔓生，常带紫色，块根圆柱形，叶子对生，卵形或椭圆形，花乳白色，雌雄异株。块根含淀粉和蛋白质，可以吃。

（2）在《本草求真》中记载山药："入滋阴药中宜生用，入补脾肺药宜炒黄用。""本属食物，气虽温而却平，为补脾肺之阴。是以能润皮毛，长肌肉，味甘兼咸，又能益肾强阴。"

16 生黄芪等治产后便秘

用本方治疗妇科手术后便秘患者65例，经服药3～5剂后，均治愈。

[方　剂] 生黄芪、白术各30克，生大黄（后下）6克，生甘草8克。
[制用法] 将上药水煎分2次服，每日1剂。

> **贴心提示**

生大黄味苦，性寒。归经：胃、大肠、肝、脾经。是原生药材的饮片。功能：攻积导滞、泻下通便，用于胃肠实热积滞，大便秘结，以及急性胃、十二指肠溃疡合并出血。

17 补血汤加味治疗产后便秘

用本法治疗妇科手术后便秘患者43例，其中36例于服药1～2剂后开始肠鸣矢气，随后排便；7例无效。据临床观察，服药后开始排便的第1天，每天排便1次者34例；每天2次者6例；每天3次者3例。随后多数患者保持每天或隔天排便1次。

[方　剂] 生白术60克，生地30克，升麻3克。

[制用法] 每天1剂，水煎分2次服。

> **贴心提示**

升麻是一种毛茛科植物中草药。体轻，质坚硬，不易折断，断面不平坦，有裂隙，纤维性，黄绿色或淡黄白色。气微，味微苦而涩。升麻一药，主要有升举透发及清热解毒等功效。但是要注意的是阴虚阳浮、喘满气逆及麻疹已透之症忌服。服用过量可产生头晕、震颤、四肢拘挛等症。

18 醋熏治产妇血晕

据《河北省中医中药集锦》介绍，阎某之妻，30岁，产后血晕，不省人事，口凉气冷，抽搐，用本法治愈。

[方　剂] 好陈醋100克。

[制用法] 醋放碗内，净石一块烧红，放在醋碗内。以所淬的热气熏产妇鼻孔2~3分钟，即愈。

[功　效] 解毒，散瘀。用治产妇血晕痉挛。

> **贴心提示**

不要盲目熏醋。熏醋如果浓度过高、时间过长，不但会引起呼吸困难和恶心等症状，还会对皮肤和呼吸道黏膜造成伤害。醋为弱酸性，可杀死流感病毒，但也会刺激呼吸道黏膜，不宜长期熏。

19 催产膏催产

屡用屡验，一般1次胎儿即可娩出。

[方　剂] 龟板30克，川芎、当归各15克，头发灰10克，蝉蜕7个（烧灰）、蛇蜕1条（烧灰），车前子末15克，葱汁、香油各适量。

[制用法] 先将前3味药共研为细末，加入芝麻油熬煎数滚，将后3味药末和车前子末加入再煎熬15～20分钟，取出冷却，最后加入葱汁拌匀收膏，装瓶备用。用时取药膏30克摊于纱布中央，敷贴于患妇的脐孔上，外以绷带扎紧，嘱孕妇闭目静卧1小时左右。

[功　效] 催产。

贴心提示

（1）龟板为龟科动物的腹甲及背甲，主产于浙江、湖北、湖南等地。全年均可捕捉。杀死或用沸水烫死，剥取壳甲，除去残肉，晒干，以砂炒后醋淬用。中医中属补阴药。

（2）龟板被《神农本草经》列为上品。目前商品中，由于加工方法不同，分为"血板"和"汤板"两类，习惯认为以血板为佳。

20 乌梅等催产

这在民间广为流传，一次即效。本方引自《外治汇要》。

[方　剂] 乌梅1粒，白胡7粒，巴豆3粒。

[制用法] 上药共研为细末，以白酒适量调匀成膏状，备用。用时取药膏分贴于产妇的两侧三阴交穴上，外以纱布盖上，胶布固定。产下即

去除药物。

[功　效] 催产助产。

贴心提示

（1）乌梅别名酸梅、黄仔、合汉梅、干枝梅，为蔷薇科落叶乔木植物梅的近成熟果实，经烟火熏制而成。乌梅中含钾多而含钠较少，因此，需要长期服用排钾性利尿药者不宜食之；梅子中含儿茶酸能促进肠蠕动，因此便秘之人宜食之。

（2）巴豆为大戟科巴豆属植物巴豆树的干燥成熟果实，其根及叶亦供药用。性味：辛，热，有大毒。归经：入胃、大肠经。

21 猪肉汤催生保胎

据《潜斋医案》载：一妇分娩，胞水早破，胎涩不下，遂用此方即生产，母子皆安。

[方　剂] 鲜猪肉1千克。

[制用法] 将肉切大块，急火煎汤，去浮油。令产妇尽量饮用。

[功　效] 补肾益气，催生保胎。用治胎涩不下。

贴心提示

猪肉为人类提供优质蛋白质和必需的脂肪酸。猪肉可提供血红素（有机铁）和促进铁吸收的半胱氨酸，能改善缺铁性贫血。猪肉一般人都可食用，适宜阴虚不足、头晕、贫血、老人燥咳无痰、大便干结以及营养不良者食用。湿热偏重、痰湿偏盛、舌苔厚腻之人、忌食猪肉。

22 糯米稻草汤临产催生

据《新中医》杂志介绍此方效果很好，值得推广。

[方　剂] 糯米100克，禾秆（稻草）300克。
[制用法] 将糯米淘洗，禾秆洗净，切段，用水5碗，煮成1碗后服。如放鸡煮效果更好。
[功　效] 补中，益气。用治妇女临产用力过早，无力努下，3～4日生不出者。

> **贴心提示**
>
> 糯米是糯稻脱壳的米，在中国南方称为糯米，而北方则多称为江米。糯米含有蛋白质、脂肪、糖类、钙、磷、铁、维生素B_1、维生素B_2、烟酸及淀粉等，营养丰富，为温补强壮食品，具有补中益气、健脾养胃、止虚汗之功效，对食欲不佳、腹胀腹泻有一定缓解作用。

23 大麻子催产方

经观察催产、引产共8例，其中因继发性子宫乏力催产者5例，高血压、子痫前期、子痫催产、引产者2例，胎盘前置、产后大出血催产者1例，结果收到满意疗效。一般在贴敷后10～30分钟均可引起规律宫缩，3～4小时后效力减弱。

[方　剂] 大麻子30克。
[制用法] 将大麻子剥去皮，捣碎成泥状，备用。敷白布上，贴产妇脚心处（涌泉穴）。
[功　效] 泻下通滞，出有形之滞物。

> **贴心提示**

（1）大麻子别名蓖麻，俗称老麻子、草麻等。大戟科蓖麻属植物。是大戟科植物大麻的种子，大麻子根及叶可入药。夏秋采根及叶，分别晒干或鲜用。性味：叶，甘、辛，平。有小毒。根，淡、微辛，平。

（2）大麻叶：消肿拔毒，止痒。治疮疡肿毒，鲜品捣烂外敷；治湿疹瘙痒，煎水外洗；并可灭蛆、杀孑孓。大麻根可祛风活血，止痛镇静。用于风湿关节痛，破伤风，癫痫，精神分裂症。

24 黑芝麻僵蚕等治缺乳

用此方治疗缺乳患者32例，一般2天见效，3～5天乳汁通行。

[方　剂] 僵蚕6克，黑芝麻、红糖各30克。
[制用法] 将僵蚕研细，芝麻捣碎，加入红糖后拌匀。用时，将药放入茶杯内，倒入沸开水，加盖后待10分钟左右，1次顿服，每日服1次，空腹时服。

> **贴心提示**

僵蚕是一味常用中药，味辛、咸，性平，具有祛风解痉、化痰散结、清热解毒燥湿的功效，临床多用于治热咳、痰喘、吐血、崩漏、带下、跌打损伤、风湿痛、疮毒等。

25 红小豆治缺乳

用此药治疗缺乳患者20例，均获得很好的效果。

[方　　剂]红小豆500克。

[制用法]每天早、晚各服1半的煎红小豆汤液（去豆、饮浓汤）。连服3～5天。

贴心提示

红小豆蛋白质中赖氨酸含量较高，宜与谷类食品混合成豆饭或豆粥食用，一般做成豆沙或作糕点原料。李时珍称红小豆为"心之谷"，其功用为"生津液，利小便，消胀，除肿，止吐"，并可"下痢、解酒毒，除寒热痈肿，排脓散血，而通乳汁……"。

26 生麦芽回乳

用此药回乳11例，多在2剂获得痊愈。

[方　　剂]生麦芽120克。

[制用法]将上药微火炒黄，置锅内，加水800毫升，煎至400毫升，滤汁；再加水600～700毫升，煎至400毫升，将2次药汁混合为1日量，分3次温服。

贴心提示

生麦芽别名大麦芽。性味归经：甘，平，归脾、胃经。功能与主治：行气消食，健脾开胃，退乳消胀。用于食积不消，脘腹胀痛，脾虚食少，乳汁郁积，乳房胀痛，妇女断乳。生麦芽健脾和胃通乳，用于脾虚食少，乳汁郁积；炒麦芽行气消食回乳，用于食积不消，妇女断乳；焦麦芽消食化滞，用于食积不消，脘腹胀痛。

27 神曲蒲公英回乳

用本方回乳20余例，疗效很好。一般经用1～2剂即可消肿痊愈。

[方　剂] 神曲、蒲公英各30克。

[制用法] 将上药水煎，每日2次，每日1剂。同时，趁热将药渣用干净纱布包好，放在乳房上热熨。

贴心提示

神曲入脾、胃、大肠经，是由麦粉、麸皮和多种药物混合后，经发酵而成的曲剂。具有健脾消食、理气化湿、解表功效。治伤食胸痞，腹痛吐泻，痢疾，感冒头痛，小儿伤饥失饱。

28 狗头散治不孕症

用本方治疗不能受孕者400例，其中服药1个疗程受孕者360例，服药2个疗程受孕者34例，3个疗程受孕者6例。

[方　剂] 全狗头骨1个。

[制用法] 将狗头骨砸成碎块，焙干或用砂炒干焦，研成细末。服药前测基础体温，有排卵的体温曲线呈双相型，即月经后3～7天开始服药。每晚临睡时服狗头散10克，黄酒、红糖为引，连服4天为1个疗程。忌食生冷。未成孕者，下次月经过后再服。连用3个疗程而无效者，改用他法治疗。

[功　效] 治不孕症。

> **贴心提示**
>
> 全狗头骨散治疗不孕症，作用机理不明，有待进一步探讨，可能是狗头骨和狗肉为热性，故对宫寒、子宫发育欠佳而不能受孕者有效，对其他型和器质性病变不孕者则欠佳。

29 调经种子汤治不孕

文某某，女，32岁。就诊日期：1962年1月13日。结婚8年未孕，经事失调，每过期10~20天一行，来时下腹痛胀，舌苔薄白，脉缓。予本方治疗，服3个疗程，经事准则，下腹痛胀均解，第4个月怀孕，足月产一男孩。

[方　剂] 当归15克，川芎10克，白芍10克，熟地15克，制香附10克，仙灵脾15克，紫石英15克，紫河车粉4克（分冲），肉苁蓉15克。

[加　减] 经行腹痛有血块者加丹参15克，以活血化淤；行经时乳房胀痛者加柴胡10克，以舒肝开郁；腰酸腿软者加川续断15克，以补肝肾壮筋骨；血虚明显者加黄芪补气以生血。

[制用法] 每日1剂，煎2遍和匀，早晚分服。每于经前1周服药，服至月经来时停药为1个疗程，连服3个疗程。

[功　效] 当归、川芎、白芍、熟地四物补血和血调经；制香附理气调经；仙灵脾、肉苁蓉补肾益精；紫河车大补气血，可治下元衰惫不能生育；紫石英镇心养肝温经，治血海虚寒不孕。故冲任不调，下元不足，宫寒不孕者宜之。

30 嗣子汤治疗不孕症

张某某，女，28岁，教员。婚后年余未孕，经妇检子宫发育不良，并后倾。形衰色悴，月事延期，经色紫黯，量少有块，舌淡红、苔薄白，脉沉弱无力。诊断为原发性不孕。证属肾精虚损，冲任失调。投嗣子汤，服40剂后，经水来潮，原方制成丸剂，调治月余，次年3月育婴。

[方　剂] 鹿衔草60克，菟丝子、白蒺藜、槟榔各15克，细辛3克，辛荑、高良姜、香附、当归各10克。

[制用法] 水煎服，每日1剂。

[功　效] 补肾益精，疏肝解郁，调理冲任，温暖胞宫。

[疗　效] 所治12例，经分别服20～60剂，除1例未坚持服药外，余均获效。

贴心提示

鹿衔草为鹿蹄草科植物鹿蹄草或圆叶鹿蹄草等的全草，又名鹿蹄草、小秦王草、破血丹。祛风湿，强筋骨，止血。用于风湿痹痛，腰膝无力，月经过多，久咳劳嗽，温暖胞宫。

31 通任种子汤加味治阻塞性不孕

王某，39岁，1986年12月16日初诊。婚后14年，继发性不孕8年。孕1产1，上节育环避孕2年，摘环后8年未孕。经期如常，5～6天/26～28天，量中等，色红夹紫黑色血块；白带量多，伴小腹胀痛。平时大便溏薄，舌淡苔白，脉弦细。妇检：宫颈I度糜烂，宫体后倾偏右，正常大小，双附件正常。子宫输卵管通液示不通。基础体温呈双相曲线。男方精液检查正常。诊为输卵管炎性阻塞不孕，用本方治疗1个疗程，复查输卵管通液试验通畅。1987年3月12日来经，后未再经转，于1987年12月23日足月顺产一男婴。

[方　剂] 香附、赤芍、白芍、桃仁、红花、络石藤各9克，川芎、小茴香、炙甘草各6克，川牛膝、王不留行、路路通各12克，丹参30克，穿山甲3克。

[制用法] 每日1剂，水煎2次分服，连服4日，停服1日。1个月为1个疗程。

[功　效] 治阻塞性不孕。

32 逐淤疏通方治输卵管阻塞致不孕症

朱某，28岁，结婚8年，婚后小产1子，后未再孕。月经周期为30～40天，经量少，色黯夹有淤块，少腹疼痛，经期加重；腰酸不适，两乳疼痛，带下色白，有黏稠状，舌淡、苔白有淤点，脉迟。经子宫输卵管碘油造影术和输卵管通液试验，确诊为双侧输卵管阻塞。给予疏闭通淤方内服，每日1剂，连服15剂，经期停药。经期后5日内用促排卵汤治疗。处方：菟丝子、制首乌各20克，党参、白芍、怀山药、女贞子各15克，枸杞子、五味子、续断、麦冬各10克。服2剂停药。于同年9月受孕，一切正常。

[方　剂] 内服方组成：当归、桃仁、三棱、莪术、王不留行、地鳖虫、红花、穿山甲、泽兰、路路通各9克，虎杖、马鞭草各15克。

[制用法] 此方于月经干净后第5天开始服用，连服10剂。若药后月经转多，经期用养血调经方药易破淤之品；若经行仍量少腹痛，经期可续服逐淤疏通原方。

灌肠方组成：皂角刺、苦参各15克，败酱草30克，赤芍12克，浓煎至10毫升，俟药温适宜时保留灌肠，每晚1剂。

外敷方组成：皂角刺、白花蛇舌草各30克，透骨草、羌活、独活、乳香、没药各15克，红花12克。分2包，用纱布包扎放入蒸锅蒸30分钟，取出敷双侧下腹，每天临睡敷1小时，每包药可重复

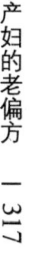

使用3次,疗程3个月。

33 当苏散治胎位不正

用本方治疗胎位不正患者27例,治愈者26例,无效者1例。一般服药5～10剂即可治愈。未见不良反应。

[方　剂] 当归10克,苏叶8克,黄芩6克。

[制用法] 将上药水煎3次后合并药液,分早、晚2次口服,每日1剂,至胎位恢复正常。

贴心提示

由于胎位异常将给分娩带来程度不同的困难和危险,故早期纠正胎位,对难产的预防有着重要的意义。